［循環器内科医の］

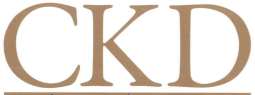
# CKD
Chronic Kidney Disease
# 冒険記

公益財団法人 心臓血管研究所　所長／
CVI ARO Chairman
**山下武志** 著

南山堂

# 序 ―はじめに―

## 心房細動という病気は，茫洋たる海のようだ

　カテーテルアブレーション，直接作用型経口抗凝固薬，あるいはカテーテルによる左心耳閉鎖デバイスなど，心房細動の治療や管理のツールが驚くべきスピードで進歩，発展しても，まだこの疾患の十分な解決に至らない…．次から次に，残された課題が生まれては，消えていきます．

## 唯一の真の英知とは，
## 自分が無知であることを知ることにある

　ソクラテスの名言「無知の知」です．現代社会において心房細動という茫洋たる海は，いつも私たち自身が無知であることを教えてくれます．初心の心を忘れず，絶えず学び続けることを後押しします．そして，その学びは，真っ暗な海にいつも一筋の光を与えてくれました．

　このテキストは，「CKD（慢性腎臓病）」をテーマに著したものです．心房細動の診療を通して，あらためて自分の「無知の知」を感じながら学んだこの概念が，今後ますます必要になるだろうと実感したからです．そして，この知識は，おそらく心房細動だけでなく，数多くの循環器疾患に応用可能だろうと確信しています．

本書は二部構成です．第1部は，循環器内科医にとって必要なCKDの知識をまとめました．腎臓病とは異なる切り口でその解釈を提示しています．第2部では，その知識を心房細動診療に応用したとき，新しい見方が生まれることを示しています．診療現場で困ったなと思った時，ひとつの手がかりを与えてくれるはずです．

　最後になりますが，自分の診療経験のなかでCKDを学ぶきっかけを与えてくれた1人の患者に謝意を述べると同時に，多くの医師にこのCKDをぜひ知ってもらいたいと願います．

2019年3月

山下武志

# Contents 目次

## 序論 CKDに出会う ……………………………………………………… 1
- 0 | 腎臓の勉強を始めたわけ ……………………………………………… 2

## 第1部 CKDを識る ……………………………………………………… 9
- 1 | すべては海から始まった ……………………………………………… 10
  - *Column* 海では腎臓が造血している　14
- 2 | 進化の過程からネフロンを考える …………………………………… 15
- 3 | ネフロン数はいくつ？ ………………………………………………… 20
  - *Column* ネフロン数の人種差　25
- 4 | GFRの道しるべ eGFRとCCrは何が違う？ ……………………… 26
- 5 | CKDはコンセプト 腎臓専門医から一般医の疾患へ …………… 40
- 6 | 日本にCKD患者はどれぐらいいる？ ………………………………… 51
- 7 | 誰がCKDになりやすい？ ……………………………………………… 57
- 8 | CKDの進行スピード …………………………………………………… 65
- 9 | 蛋白尿はなぜ悪い？ …………………………………………………… 74
  - *Column* SGLT2阻害薬　81
  - *Column* 蛋白尿と12誘導心電図　82
- 10 | eGFRが予後を規定する ……………………………………………… 83
  - *Column* eGFRが高かったら…　96
  - *Column* CKDはフレイルと関連する　97

v

## 11 | eGFR低下速度が予後を規定する ─── 99
*Column* 各患者でeGFRの変化を把握する難しさ　107

## 12 | CKDの進行予防 ─── 109
*Column* 飲水量と腎機能　113

# 第2部　心房細動とCKDの絆 ─── 115

## 1 | CKDが心房細動を発症させる ─── 116
*Column* CKDがなぜ心房細動を増加させるのだろう　121

## 2 | 心房細動はCKDを悪化させる ─── 122
*Column* DOAC・ワルファリンとeGFR低下速度　128

## 3 | 心房細動がCKDを悪化させるわけ ─── 129

## 4 | 心房細動患者の心血管イベント ─── 136

## 5 | 心房細動患者の「非心血管死亡」 ─── 148

## 6 | 心血管イベントは相互に関連している ─── 155
*Column* 腎機能低下は大出血のリスク，大出血は死亡のリスク　160

## 7 | 心房細動患者のeGFR低下速度 ─── 161
*Column* 心房細動患者の急性腎障害は増加している　166

## 8 | CKDと薬物代謝 ─── 167
*Column* 添付文書とCYP3A4　175

## 9 | CKDとカテーテルアブレーション ─── 177

## 10 | eGFRとCCrから心房細動を診療する ─── 181
*Column* 欧州における医師へのアンケート調査　191
*Column* 脳梗塞リスクスコアによる脳梗塞発症率予測　193

日本語索引 ─── 195
外国語索引 ─── 199

# CKDに出会う

循環器内科医の
CKD冒険記

序論

Chronic Kidney Disease

# 0章 腎臓の勉強を始めたわけ

　私は循環器内科医です．

　そのような自分にとって，腎臓病はとても縁遠い病気です．かつて研修医だった昭和の時代には，もちろん慢性腎臓病 chronic kidney disease（CKD）という概念はありません．そのころ，腎機能と関連する「高血圧」の分野は，やや華やかな香りがしましたが，腎臓そのものを扱う「腎臓病」は，内科の診療領域のなかでもかなり特殊でした．何を隠そう，私のなかでの「腎臓病」は，慢性糸球体腎炎と透析という2つの病態を扱うものと誤解していたくらいです．

　当時を思い返せば，腎臓病患者を受けもつと，24時間蓄尿を用いたクレアチニンクリアランス，パラアミノ馬尿酸クリアランス（PAHクリアランス）による腎血漿流量測定や，フェノールスルホンフタレイン試験（PSP試験）による尿細管機能測定を行い，時に腎生検に参加したという程度の記憶しかありません．その後の診療現場でも，慢性糸球体腎炎の患者に出会うことは，まれでした．また，当時の透析導入基準は，血清クレアチニン（血清Cr）で決定されていたため（たとえば血清Crが8.0 mg/dL以上など），このような患者に出会うことも数えるほどしかありませんでした．

　このような概念の「腎臓病」のままであれば，腎臓非専門医は，どのような患者を腎臓専門医に紹介するべきかだけを覚えていればいいことになります．そして，慢性糸球体腎炎，ネフローゼ症候群，あるいは血液透析がまもなく必要な患者に出会えば，すぐ腎臓専門医に紹介する，これでおおよそ患者に不利益を及ぼすことはありません．実際，自分がこのような患者を前にしたとき，

みずから腎機能の把握をしようとは微塵にも思いませんでした.

では, なぜ今, 私があらためて腎臓病を勉強しようと思うようになったのか, その契機は, 1人の心房細動患者さんの診療経験にあります.

この患者さんは, 約20年前, 心房細動と脳梗塞の関連性がまだ十分に知られていなかったころからの付き合いになります. 当時から, すでに経過の長い慢性心房細動でした. この20年間を振り返ると, 時に, 軽い心不全, 肺炎, 熱中症などで短い入院はありましたが, 数年前まで家族と海外旅行に行くほど, 元気な後期高齢者という印象でした. 脳卒中予防に関しては, 20年前から抗凝固療法を行っていました. その理由をもはや記憶していませんが, おそらく当時70歳前後という年齢が気になったのかもしれません. アドヒアランスはきわめて良好で, ワルファリンコントロールの質もよく, 経過中の出血・塞栓症イベントもありません. ここ数年は, 年齢と腎機能に対する懸念から, 処方を直接作用型経口抗凝固薬 (DOAC) に変更していました. 患者さんも90歳近くとなり, さすがに歩行速度は遅くなってきましたが, 杖もつかず, 認知機能の低下もみられません.

ところが, ここ1, 2年のあいだに, 軽い心不全, 軽い熱中症のエピソードが徐々に増加してきます. そして, 最終的に…, これまでにない顕著な食欲低下に加え, 心不全を合併して入院となりました. このとき, これまで一度もみられなかった, 鼻血, 皮下出血などの小出血が続々と出現してきています. 入院中でもあり, 抗凝固療法を一時的にDOACからヘパリン点滴に変更しました. しかし, その後, 活性化部分トロンボプラスチン時間 (APTT) が十分に延長しているにもかかわらず大きな脳梗塞を発症, まもなく亡くなられたのです.

この患者さんと長く付き合ってきた自分にとって, 最期の入院エピソードは今でも謎だらけです. なぜ顕著な食欲低下が生じたのか, なぜ出血イベントがこれほど多くなったのか, また, なぜヘパリンが十分に効いているにもかかわ

らず，大きな脳梗塞を起こしたのか…．医学的に解せないことばかりなのですが，それ以上に自分にとって衝撃だったことがひとつありました．

それは，最期の入院をしたばかりのときに，ご家族から聞いた言葉です．

「数ヵ月前に近くのかかりつけの先生を受診したとき，その先生から『もうそろそろ最期のときのことを考えた方がよいのではないでしょうか』と言われたのですが…」

これを聞いたとき，私にはとてもそこまで踏み込む自信はないなと感じました．それどころか，「以前よりずいぶん弱ってきているが，まだ頑張れるだろう」という感覚しかありませんでした．しかし，最終的に，かかりつけ医の先生がまさしく予想されたとおりの経過をたどられたのです．

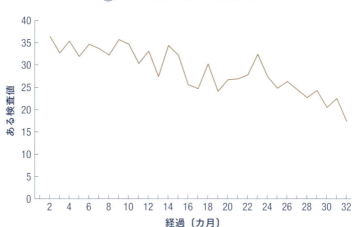

✳ ある検査値の推移（患者A）

ここに示した図は，その後何度かこの患者のカルテを見なおしながら，ある指標をグラフ化したものです．約2年半の経過を見たものですが，結果的に患者のようすを見事に表現したグラフとなっていました．かかりつけ医の先生は，おそらくこれと同じような感覚を多くの経験から感じ取ったのではないか

…と私は感じました．そして，このかかりつけ医の先生の感覚・暗黙知を表したこの指標…，それが，推算糸球体濾過量 estimated glomerular filtration rate（eGFR）だったのです．

　比較のため，同じような90歳前後の後期高齢者でありながら，自分がまだまだ元気で大丈夫だろうと感じる心房細動患者さん2人のeGFR推移を示します．

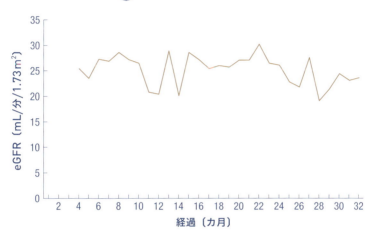

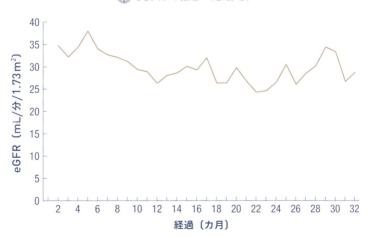

先ほど紹介した患者さんのものと比べると，eGFR値そのものはかなり近いのですが，グラフの形はずいぶん違います．そして，この2人のグラフは，私がまだまだ大丈夫だろうと感じたこの約2年半の経過をうまく表現できているなと感じます．

　対照的に，まだ80歳代前半ですが，近い将来いろいろイベントが起きそうだなと懸念している心房細動患者さんのeGFR推移を示してみましょう．

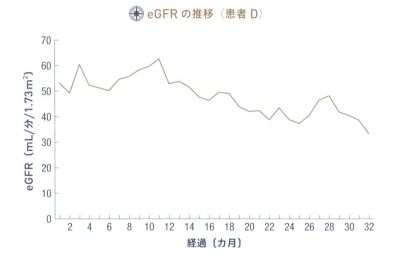

　こちらのグラフは，eGFRの値こそ異なりますが，形状は初めに示した患者さんのグラフに似ている気がします．そして，私がこの患者さんに対してこれまでもってきたイメージ，これからの懸念をうまく表現できているような気がするのです．

　残念ながら，先ほどのかかりつけ医の先生が何を見て，最期が近いとご家族にお話しになったのかはわかりません．おそらく，多くの後期高齢者を診られていると，さまざまなことに気づかれるのでしょう．そして，このような一連の診療経験のなかで私が思い知ったことがあります．

「自分はeGFRがもつ情報を侮っていた」

「自分に欠けた勘をeGFRが補完してくれるかもしれない」

これが，私が腎臓についてあらためて勉強しようと思った直接のきっかけです．そして，もうひとつ付け加えます．今から考えれば，何かの布石だったのかもしれません．その少し前に，大学医局の先輩で，腎臓病の大家である木村健次郎先生（現：JCHO東京高輪病院院長，日本腎臓病学会「エビデンスに基づくCKD診療ガイドライン2013」作成委員会 委員長）と対談する機会に恵まれました．そのとき，CKDについて自分の知らない多くの側面を教えていただいていたのです．

さて，本書は2部構成です．前半は，自分が最近知った「eGFR」という有力なツールを臨床医の感覚として最大限に活用するための情報です．そして後半は，その応用例のひとつとして心房細動診療を取り上げました．しかし，eGFRはおそらく，心房細動以外の多くの分野でも幅広く応用ができる情報だと思います．

> **Note**
> あらたな気づきは，患者と先輩との邂逅から生まれる．

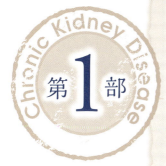

循環器内科医の
CKD冒険記

第1部
Chronic Kidney Disease

# CKDを識る

第1部　CKDを識る

# 1章 すべては海から始まった

　地球ができたのは今から約46億年前，最初の生命の誕生は約40億年前，最初の脊椎動物の誕生が約5億年前，そして最初の哺乳類が生まれたのは約2億2,500万年前と考えられています．では，ヒト（ホモ・サピエンス）の起源はといえば，約25万年前ということですから，比較にならないぐらいヒト誕生以前の歴史が長いことを実感します．ヒトはこのような長い歴史のうえに成り立った生物です．

　生命の起源は，学問的には「宇宙生物学（astrobiology）」という分野で研究されています．この分野について調べてみると，PubMedでは，「Astrobiology」，あるいは「International Journal of Astrobiology」などの学術雑誌が検索されます．古代では「神話」として説明されてきた，ヒトをはじめとする生命の起源はいまだ完全には解明されていませんが，常識的に考えれば，まず，水，エネルギー，有機物，化学反応が必要でしょう．生命を生み出すエネルギー源としては，海底熱水，陸上温泉，そして隕石などがあげられています．このことを知ると，「宇宙生物学」という夢のあるネーミングがピッタリです．

　さて，約40億年前の生命の起源から長い時間を経て，脊椎動物の祖先とされている原索動物（体の支持器官として脊索をもつ動物）が生まれました．約6億年前，この動物は海底の泥の中で生き，海水を飲みながら，組織を直接海水に浸して体内の不要物質を単純な管で排泄していました．生命は，それまで海をほぼ直に体液として利用していたわけです．その後の進化の過程で，体液・血液という細胞外液が生まれました．そのイオン組成は，濃度は海水の約1/4ながらも，構成比が海水と相似しています．この事実は，生命の長い歴史

と海とのかかわりを彷彿とさせるでしょう．なぜイオン濃度が海水の約 1/4 なのかについてはわかっていませんが，太古の海水は現在のものより希釈されていたという説があるそうです．

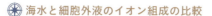
海水と細胞外液のイオン組成の比較

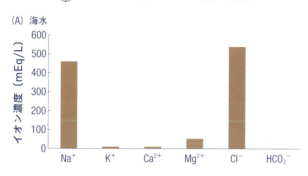

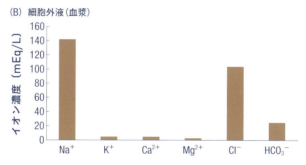

　もちろん，このころすでに地球上には陸が存在していたわけですが，生命体は陸上で生きることができませんでした．陸上は大量の紫外線が降り注ぐ過酷な環境で，DNA 損傷が著しかったためと考えられています．しかし，海の中の植物が光合成で産生した酸素が海水中で飽和し，地上に放出され始めました．地上の酸素は，紫外線にさらされてオゾンとなり，さらにそのオゾンのかたまりを押し上げるようにして続々と地上に酸素が蓄積されていきます．現在，大気中の成層圏にあるオゾン層の成り立ちです．

形成されたオゾン層が紫外線を吸収するため，地上への紫外線の影響が減少し，生物は海の中だけでなく，初めて陸上でも生きることができるようになりました．最初に陸上に移動した生命は植物です．これが約5億年前とされています．その次が昆虫，そして最後に移動したのが脊椎動物で，約3億7,000万年前です．陸へ移動した最初の脊椎動物は，水と陸の両方で生存できる両生類ですが，いきなり陸上だけで生きることを避けたのは自然の知恵でしょう．また，脊椎動物が水中から陸へ移動したのは，眼が発達し，陸上に数多くのエサが存在することを知ったためという説があります．両生類のぎょろっとした眼を思い出せばさもありなんという気がします．

　このように生じた"動物の陸生化"には，海で生きてきた生物にとって，いくつもの困難があったはずです．エラ呼吸から肺呼吸へという呼吸の適応が最も必要かつ重大な変化であることは誰にでも想像できます．しかし，それだけでは陸生化に適応できません．そのうえに，きわめて重要な適応があったと考えられています．それは，①重力への適応，②脱水への適応でした．

　水中で生きている限り，浮力という，重力を和らげ体を支える力が作用しています．しかし，陸上で生きるには，この浮力というメリットを捨てなければなりません．移動に困難があればエサにありつけないため，この適応は生命の維持に直結しています．結果的に，生物はひれを四肢に変化させ，この四肢に筋肉をつけることによって重力に適応しました．多くの脊椎動物の体が，体幹部に接する四肢の基部には1本の骨（上腕骨，大腿骨），その先に2本の骨（橈骨と尺骨，脛骨と腓骨），その先に5本の指という構造をもつ点で類似していることは，陸生化に伴う初期の進化過程に共通項があった（四肢の発達により陸上生活へ適応した生物が脊椎動物の共通の祖先である）ことを示唆しています．

　また，海水中で生きている限り，水は周囲に多量に存在しています．そもそも生命の起源に水が必要だったと考えられているほどですから，水は生命の維

持に必須です．ヒト，イヌで体重の約60％，ネコで約70％，魚類に至っては約75％が水です．水中で生きていれば，いつでもこの水の補給は可能ですが，陸で生きていくためには，周囲に水がないという環境（乾燥，脱水）にも耐えなければなりません．そして，この脱水への対処という役割を演じるため，原索動物では単なる不要な物質を排泄する管だった腎管を発達させて形成された器官が，腎臓です．

こうして陸上の脊椎動物は，陸で生命を維持するために，肺に加えて，四肢，腎臓という陸生化に必要な適応を長い時間をかけて行ってきました．このことは，これらが1つでも欠ければ，陸上で生命を維持できないということを意味しています．

最近にわかに注目されているワード，「慢性閉塞性肺疾患（COPD）」，「フレイル」，「慢性腎臓病（CKD）」は，いずれもこの生命の陸生化に適応した臓器の不全を表した言葉です．

> **Note** 陸上で生きていくためには，肺，四肢と腎臓が重要．

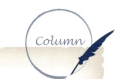

## 海では腎臓が造血している

　造血器官といえば，当然のように骨髄が思い浮かびます．しかし，この原則は海の中では通用しません．多くの魚類では，腎臓が造血器官です．生物の陸生化は，この造血能が腎臓から骨髄に移動したこととも関連しているとされています．実際に，両生類であるトノサマガエルでは，変態前（オタマジャクシ）は腎臓で造血していますが，変態後はこの機能を骨髄が担っています．なぜ，陸上生物が造血能を腎臓から骨髄に移動させたのかはまったくわかりませんが，①重力による骨の発達，②腎臓に要求される多大な機能の軽減，などが関連しているように感じます．

　骨はまた，腎臓がまかないきれないミネラル欠乏が生じたときに，ミネラルを供給する貯蔵庫としてはたらき，腎臓をバックアップしています．両者はあまり関係のない臓器のようですが，陸生化前後には密接に関連していたといえそうです．われわれ哺乳動物で，造血ホルモンであるエリスロポエチンを腎臓が分泌するのは，このような陸生化前の名残と考えられています．

第1部　CKDを識る

# 2章 進化の過程からネフロンを考える

　単なる不要物の排泄管であった腎管から発達した臓器である腎臓の一番の役割は，「脱水」からの防御です．しかし，この脱水，言葉でいうほど単純ではありません．脱水には，細胞外脱水，細胞内脱水の2つがあるからです．

　この2つの脱水から生命体を守るためには，細胞外液量を維持しつつ，同時に細胞外液の浸透圧を維持しなければなりません．細胞外液の浸透圧は，おもに，電解質，ブドウ糖，尿素によって規定され，これらの濃度の恒常性を維持する必要があります．

　つまり，陸上生物の腎臓には，①単なる腎管であったときの機能である不要物の排泄に加えて，②水分量維持のための排泄物（尿）の濃縮・希釈，③細胞外液の浸透圧維持のための電解質・ブドウ糖・尿素の排泄量調節という役割が求められます．これは，内部環境の恒常性を維持する機能にほかならず，いわば，生物が海から陸上にもってきた「自分の海」を維持する機能です．

　すべての脊椎動物の腎臓には，ネフロン（糸球体と近位尿細管）が備わっています．血液を糸球体で濾過し（不要物の排泄），その際に濾過フィルターを通過して必要以上に失われる可能性のある，電解質，ブドウ糖，アミノ酸を近位尿細管で再吸収します．ただし，近位尿細管に浸透圧調節機能はなく，再吸収される溶液の浸透圧は血液と同じです．つまり，糸球体と近位尿細管だけでは，腎管がやや発達した程度の機能にすぎません．この原型がどのように発達してヒトの腎臓になったのか，これを理解するために生物の進化をたどりましょう．

実は，脊椎動物は海から直接陸上に生活の場を移したわけではなく，その中間に淡水環境への適応があったとされます．海から川，そして陸へという移動経路です．なぜ，海から川へという移動がまず生じたのか，その理由は判然としませんが，合理的に想像するならば，外敵からの逃避という目的が最も考えやすいと思います．

　淡水という水の中に生きている以上，乾燥による水分の喪失という単純な脱水はありませんが，細胞外液の浸透圧維持という点で，淡水魚は海水魚とは異なる腎機能を獲得する必要があります．それは，海水中と比較すると体内に摂取する水（淡水）の浸透圧が著しく低くなったことにより，水膨れしないための機構です．そこで生物は，淡水環境に適応するため，尿細管の遠位部を発達させて，濾過した塩分をこの部位で再吸収する機能を獲得しました．これで，排泄する尿は希釈され（つまり，塩分の過剰な喪失なく不要な物質と水分を排出でき），細胞外液の浸透圧が維持できるようになりました．遠位尿細管による塩分の再吸収，つまり尿希釈能の獲得が，淡水環境での生存を可能にしたわけです．生息域が水辺に近い生物である両生類や爬虫類の腎臓にも，ほぼ同じような構造と機能がみられます．

### ✴ 魚類から爬虫類におけるネフロンの進化

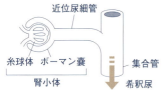
(A) 硬骨魚類（海水魚）

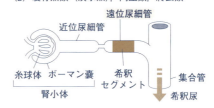
(B) 硬骨魚類（淡水魚），両生類，爬虫類

今井　正：生物はどのようにして海から陸へ適応したか．ソルト・サイエンス・シンポジウム，1-10，2009（http://www.saltscience.or.jp/symposium/1-imai.pdf）を参考に作成．

両生類よりさらに陸生化した動物が鳥類です．鳥類は水から完全に離れた環境でも長期間生きられるよう，水分を体内に保持できる機能を強化する必要がありました．そのために発達させた構造物がヘンレ係蹄（ヘンレループ）です．それまで，糸球体，近位尿細管，遠位尿細管は，直線的につながっていただけでした．しかし，鳥類では，遠位尿細管の一部を腎臓の髄質方向へ伸ばし，ループ状にして下行脚と上行脚が相対して向かうように配置しています．ヘンレ上行脚で尿細管から尿細管外へくみ上げられた電解質は，尿細管周囲組織の浸透圧を上昇させ，腎髄質から腎皮質に向かって浸透圧勾配をもたらします．そして，この髄質を尿が通過する際，周囲組織の高い浸透圧によって尿細管から尿細管外への水の再吸収が生じることとなり，尿濃縮能をもつ（つまり，水分の過剰な喪失なく不要な物質を排出できるようになる）こととなったのです．

哺乳類では，ネフロンの機能がさらに進化し，鳥類よりも尿濃縮能が高まったとされています．その原因として，ヘンレ係蹄が延長したこと，ヘンレ係蹄に細い上行脚が加わったこと，さらに集合管機能の発達などがあげられています．鳥類がもつ腎臓の機能をさらに進化させ，生存環境に対する適応能力をより増したといえるでしょう．

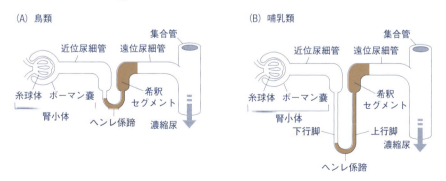

鳥類から哺乳類におけるネフロンの進化

今井　正：生物はどのようにして海から陸へ適応したか．ソルト・サイエンス・シンポジウム，1-10，2009（http://www.saltscience.or.jp/symposium/1-imai.pdf）を参考に作成．

動物の陸生化という観点からみれば，現在のヒトが有する腎臓の構造は，生存環境に求められる役割に適応しながら発達させてきたものととらえることができます．

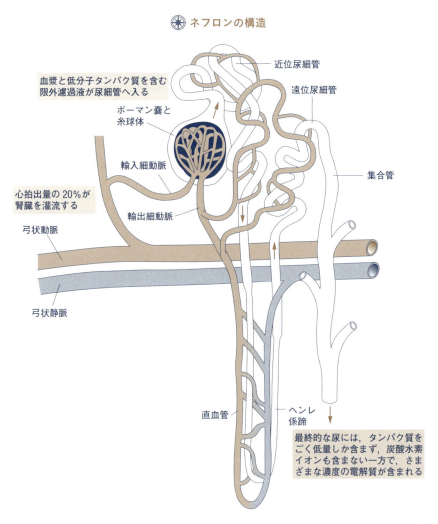

❋ ネフロンの構造

[Eckardt KU, et al.: Lancet, 382: 158-169, 2013 を一部改変]

細かなことはさておき、生物の進化の過程を知ると、これまでややこしく、そして縁遠く感じたネフロンの構造を少し身近に感じられないでしょうか．この構造こそが、腎臓に求められる、①不要物の排泄，②尿濃縮・希釈能，③電解質・ブドウ糖・尿素の濾過と再吸収という役割をこなし、内部環境の恒常性を保っています．

> **Note**
> 生物の進化・環境適応の歴史が、ヒトの腎臓の構造にある．

第1部　CKDを識る

# 3章 ネフロン数はいくつ？

　教科書的には，正常なヒトの腎臓は1つ約150gで，左右の両腎臓をあわせると体重の0.5%を占めます．一方で，腎臓は心拍出量の20〜25%を受けており，腎血流量は約1,250mL/分とされています．比較として，体重の2%の重量を占める脳の場合は，血流量は安静時心拍出量の約15%とされています．体重のわずか0.5%しかない臓器が，高次機能をもち，体重の約2%を占める脳よりも多い血流量を受けています．このことをあらためて知ると，陸上生物において腎臓に求められた役割の重要性を感じます．

　さて，この腎臓は第1部2章（p.15）で述べたネフロンの集合体です．では，1つの腎臓にいったいどれぐらいの数のネフロンが存在しているのでしょう．かなり昔から，1つの腎臓には100万個のネフロンがあるといわれていました．

　古くはネフロン数の算出のために剖検腎が詳細に調査されましたが，最近，生きた腎臓を用いてネフロン数を算出したという報告がされています．この報告では，健康とされる腎移植ドナーの腎臓について，①CT像から腎臓皮質の体積を割出し，②腎生検の顕微鏡写真から皮質の単位体積あたりの糸球体数を算出し，③単位体積あたりの糸球体数と腎臓皮質の体積を乗じるという方法で，片腎あたりのネフロン数が推定されています．その結果を次のグラフに示しますが，これまで考えられていたとおり，一般成人の片腎には約100万個のネフロンがあるということ，さらに，健康と考えられている腎臓であっても加齢によって顕著にネフロン数が減少するという，2つの事実が明らかにされています．

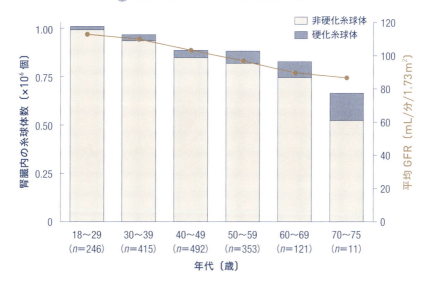

✸ 加齢に伴うネフロン数と GFR の変化

[Denic A, et al.: J Am Soc Nephrol, 28: 313-320, 2017 を一部改変]

　なお，この図のなかで，糸球体の分類として，非硬化糸球体 non-sclerotic glomeruli（NSG）と硬化糸球体 globally sclerotic glomeruli（GSG）という用語が出てきます．硬化糸球体とは，糸球体 1 個の中にある毛細血管のループのほとんどが「硬化」し，閉塞して，糸球体内が線維質性の組織に置き換わってしまったものを指します．この GSG は，形態的には糸球体のような構造を残していますが，すでに濾過能を喪失しています．

　濾過能を失った GSG は，時間とともにやがて萎縮し，消失します．そして，このような糸球体消失の経過は，皮質の表層や中ほどにあるものと髄質に近い部位にあるものでは異なるようです．消失の過程を模式図で示しますが，両者とも加齢に伴って糸球体内の毛細血管が閉塞し，硬化する糸球体が増加するものの，前者では血管も含めてすべてが消失するのに対し，後者では輸入細動脈と輸出細動脈が短絡し，シャントを形成して残存するとされています．結果的に，腎皮質は加齢とともに萎縮し硬くなりますが，髄質に近い部分では細

動脈だけは残存するので，外見上の萎縮や硬化は皮質より軽度にとどまります．

### ✳ 細動脈・糸球体の加齢による消失

(A) 皮質型の輸出細動脈の場合
① ② ③ ④

(B) 傍髄質型の輸出細動脈の場合
① ② ③ ④

[Takazakura E, et al.: Kidney Int, 2: 224-230, 1972 を一部改変]

さて，濾過能を保ったネフロン数の多寡が腎機能に影響するという観点からは，NSG 数が重要です．先ほど示したネフロン数のグラフで NSG 数に注目すると，ネフロン数は加齢に伴って徐々に減少し，70 歳以上になるとその減少の度合いが著しくなっています．おしなべて，10 歳年をとると，片腎で平均 46,000 個のネフロンが失われますが，70 歳以上ではそれ以上に減少速度が上昇するわけです．

ここまでは，糸球体に注目してきましたが，ネフロンのうち尿細管以降の構造も，加齢による影響を受けます．組織学的には，尿細管上皮の萎縮，尿細管内腔の拡大，尿細管基底膜の肥厚が生じます．尿細管の萎縮に伴い，間質領域（尿細管と尿細管の間の組織）の拡大および線維化が進行すると同時に，尿細管上皮の細胞数が減少し，尿細管閉塞や憩室形成が観察されるようです．高齢

者ではよく腎嚢胞を見かけますが,この腎嚢胞の由来は,尿細管が閉鎖したために濾過された原尿が排出できず糸球体が膨張したもの,あるいは尿細管の憩室が大きくなったものだそうです.

あらためて,ここでネフロンの構造を考えてみましょう(p.18 参照).腎動脈は枝分かれしながら輸入細動脈となって糸球体に入り,輸出細動脈となって糸球体を出たのち,尿細管を栄養する血管となって,ヘンレ係蹄でターンしたのち,静脈系に入ります.1 つの輸入細動脈が,1 つのネフロンをまかなう構造です.加齢に伴って,糸球体毛細血管の硬化と喪失,尿細管細胞の喪失が生じ,最終的にネフロンが消失するという経過を知ると,その大きな原因は 1 つのネフロンをまかなう細動脈が 1 つしかないことにあるのではないかと想像するのは簡単です.

ここで,加齢と腎血流量の関係を調査した報告を見てみましょう.

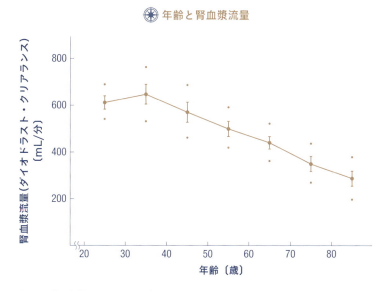

✺ 年齢と腎血漿流量

エラーバーは平均の標準偏差,上下のプロットは分布の標準偏差を示す.
[Davies DF, et al.: J Clin Invest, 29: 496-507, 1950 を一部改変]

腎疾患をもたない症例を対象とした調査では，加齢が腎血流量を減少させ，その減少が70歳以降で顕著であることが示されています．これは，先ほど示した加齢によるネフロン数の減少の傾向と酷似しています．

　このような一連の観察結果は，「加齢によって生じる細動脈硬化が腎血流量低下を引き起こし，その支配下にある糸球体・尿細管の虚血，そして喪失をもたらす．その結果としてネフロン数の減少と腎硬化をもたらす」という過程を示唆しているようです．ちなみに，次に示す模式図は，高血圧による良性腎硬化症のメカニズムを表したものです．腎硬化症の進行メカニズムは，加齢によるネフロン数の減少と同一の土俵にあることがよくわかります．実際，腎硬化症の病理所見と，加齢腎の病理所見は区別できないとされているほどです．

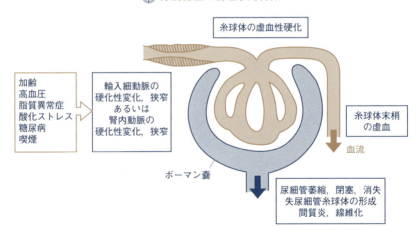

腎硬化症の病理学的特徴

白石直樹 ほか：日内会誌，102：1180-1189, 2013 を参考に作成．

> **Note** 加齢は，必然的にネフロン数を減少させ，腎臓を萎縮させる．

## ネフロン数の人種差

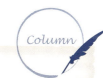

ネフロン数には明らかな人種差が存在します．

### 正常血圧のヒトにおける推定全ネフロン数の人種間比較

| 人種 | 被験者数 | 推定全ネフロン数 |
|---|---|---|
| 日本人 | 9 | 666,140±159,755 |
| デンマーク人 | 37 | 617,000±154,000 |
| オーストラリアのアボリジニ | 17 | 683,174±130,220 |
| セネガル人 | 39 | 972,825±277,237 |
| アフリカ系アメリカ人 | 48 | 951,807±268,798 |
| 白人系アメリカ人 | 55 | 901,011±298,334 |
| ドイツ人 | 10 | 1,402,360±346,357 |

出典：Kanzaki G, et al.: JCI Insight, 2: e94334, 2017.

　この表は，これまでの各人種での報告をまとめたものです．もちろんそれぞれの研究で調査対象が異なるため直接比較はできませんが，人種差がないとはとても言いきれない結果でしょう．ちなみに日本での研究は，平均年齢64歳，正常血圧例からのものです．このような人種差が生じる原因はわかりませんが，体格の違い，遺伝的素因，生まれたときの環境差などが考えられています．身長とネフロン数は関連するとされているので[1]，腎機能を考えるうえで，人種や体格の影響は無視できません．

### 文献
1) Denic A, et al.: J Am Soc Nephrol, 28: 313-320, 2017.

第1部　CKDを識る

# 4章 GFRの道しるべ
## eGFRとCCrは何が違う?

　腎臓のはたらきは,「濾過」と「再吸収」です. 糸球体で血液を濾過し, 尿細管と集合管で濾過したもののなかから必要な成分を再吸収します. 濾過された液体・物質がなければ, その後の再吸収は生じないため, 基本的な腎機能は濾過された液量に依存します. したがって, 腎機能を評価しようと考えた場合,「血液をどれだけ濾過できるか」という能力で表そうと考えるのはごく自然な考えかたです.

　濾過と聞くと, コーヒーを入れるときのペーパーフィルターのようなものを想像するかもしれません. 日常生活で見る濾過は, コーヒーのようにフィルターを通して得られたものがきれいな液体（必要な液体）です. ところが, 糸球体の場合は逆で, フィルターを通して得られたものが不要な液体です. しかし, 濾過する能力（濾過能）はいずれも,「どれだけきれいな液体を得られたか」あるいは「どれだけ不要な液体を取り除けたか」という,「濾過できた液量」で表すことになります.

　腎臓は1分あたり約1,250mLの血流を受けていますが, 1分あたりどのぐらい不要な液体を糸球体で濾過しているのでしょう. 糸球体に流れ込んだ血液からボーマン嚢内に濾し出された液体すべての量, つまり尿細管や集合管で再吸収を受けない, もとのかたちの尿（原尿）の量こそが, 腎臓の濾過能です.

　一般成人では, 糸球体を通過した血液の約1/10が濾過されるとされ, 1分間あたりの原尿は約125mLといわれています. この1分間あたりに原尿を濾過できる速度を「GFR（glomerular filtration rate）」とよんでいます.

GFRと聞くとすぐにはピンときませんが，和訳すると「糸球体で濾過される速度」ですから，まさしくそのものです．

ネフロンの数が体格に相関することから，当然，もともとつくれる原尿の量も体格によって異なるため，多数の被験者のデータをそのまま比較すると体格が小さい人の腎機能は過少評価されてしまいます．実際の医療現場では，標準化のために体表面積で補正した値を GFR として用います．その単位は「mL/分/$1.73m^2$」です．これは，標準的な体格（体表面積 $1.73m^2$，身長170cm，体重63kg）に換算したときに，1分間につくれる原尿の量を表す数字ということになります．

それでは，この1分あたりの原尿の量はどのようにすれば測定できるでしょう．ボーマン囊の中に排出された原尿の量を直接測定することはできません．そこで，「一定時間のあいだにある物質が血液から尿として排出された量」を用いて推算しようと考えました．

### ✦ 原尿（濾過液）の量の推算法

| | 血液 | 腎臓 | | 尿 |
|---|---|---|---|---|
| | 濾過前の原液 | 濾過フィルター（物質Aは100%移動できる） 濾過液 | 再吸収（物質Aは再吸収されず全量残る） | 排出液（測定可能） |
| 全液量〔dL〕 | ?（直接測定不可） | X（直接測定不可） | | 0.1 |
| 物質A総量〔mg〕 | ?（直接測定不可） | Y（直接測定不可） | | 100 |
| 物質A濃度〔mg/dL〕 | 1.0 | Z（直接測定不可） | 理論上，等しい | 1,000 |

理論上，等しい

X=Y/Z=100/1.0=100 と推算できる

もし，ここで用いる物質Aが，生体内で代謝を受けず，糸球体の濾過フィルターを自由に通過し，かつ尿細管で分泌や再吸収を受けなければ，尿中の物質Aは糸球体のみから排出されていることになり，原尿の生成量と比例します．つまり，GFRの推算に使えるはずです．体内からの物質の排泄・代謝による消失をクリアランスとよびますが，前述のような物質Aの1分あたりのクリアランスは，次の式で規定されます．

$$\text{物質Aクリアランス} = \frac{[1分あたりの原尿に排泄された物質A量]}{[血中物質A濃度]}$$

　1分あたりの原尿に排泄された物質Aの量は直接測定できませんが，物質Aは尿細管で分泌や再吸収されず尿に排出されるという定義によれば，1分あたりの尿内の物質Aの量と等しく，尿中濃度と1分あたりの尿量の積で求められるはずです．したがって，物質Aのクリアランスを求める式の変数は次のように置き換えられます．

$$\text{物質Aクリアランス} = \frac{[尿中物質A濃度] \times [1分あたりの尿量]}{[血中物質A濃度]}$$

　つまり，尿検査と血液検査を行えば，クリアランスは算出できます．

## 1 イヌリンクリアランスの測定

物質のクリアランスから GFR を求めようとした際の最も大きな問題は，生体内でまったく代謝を受けず，尿細管で分泌も再吸収も受けない物質があるかということです．代謝を受けたり，尿細管での修飾があれば，その物質のクリアランスは，糸球体以外でも生じていることになるためです．その点，イヌリンは，生体内代謝を受けず，尿細管で分泌や再吸収も受けないことが知られています．ただし，イヌリンは生体内に存在する物質ではないため，そのクリアランスを測定するためには，点滴により血液内に投与する必要があります．実際のイヌリンによる GFR 測定には，次のようなプロトコールが用いられます．

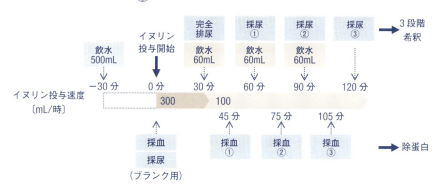

※ イヌリンクリアランスの測定法

図の作成には折田義正：モダンメディア，53：33-39, 2007 を参考にした．

これは日常臨床ではとてもできない，かなり煩雑な検査法です．イヌリンを点滴静注しながら，30 分ごとに 3 回採尿し，その中間で 3 回採血するような検査は，医療者・患者の双方に負担が大きすぎます．そのため，これに代わる簡易法が編み出されていますが，これでもまだ日常臨床では厳しいという感がぬぐえません．

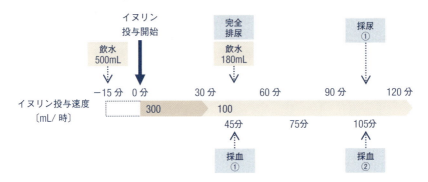

図の作成には堀尾　勝：日内会誌，101：1259-1265, 2012 を参考にした．

　簡易測定法の手順は，①イヌリン投与開始 45 分後に完全排尿し，排尿時に採血する．②60 分蓄尿をめやすに尿意があった時点で採尿，採尿時に採血する．③蓄尿時間を正確に記録する．④イヌリンの血中濃度は 2 点の採血の平均を用いるとなっています．

　簡易法であっても実際に臨床で行うのは難しく思われますが，GFR とは原尿の濾過速度であるという定義を考慮すれば，これらは最も適切な GFR 測定法です．この方法で求められたイヌリンクリアランスを体表面積で補正した値が，GFR〔mL/分/1.73m$^2$〕のゴールドスタンダードとされています．

## 2 クレアチニンクリアランス（CCr）の測定

イヌリンの代わりに内因性の物質で代用できれば，より簡便であると誰もが考えるでしょう．そのような候補物質がクレアチニン（Cr）でした．Cr値をGFRの代替指標に用いようとする文献は，1930年代までたどることができます．当初は，Crは，生体内で代謝を受けず，糸球体で濾過され，尿細管ではほとんど影響を受けないイヌリンに近い物質と考えられていたようです．

1分あたりのクレアチニンクリアランス（CCr）は次の式から求められます．

$$\mathrm{CCr}\,[\mathrm{mL/分}] = \frac{1\,日尿中\,Cr\,排泄量\,[\mathrm{mg/日}]}{1{,}440\,[\mathrm{分/日}] \times 血清\,Cr\,[\mathrm{mg/mL}]}$$

実際には，生化学検査で得られる血清Cr値の単位は「mg/dL」であるため，臨床現場で使いやすいように少し式を整えるとこのようになります．

$$\mathrm{CCr}\,[\mathrm{mL/分}] = \frac{1\,日尿中\,Cr\,排泄量\,[\mathrm{mg/日}]}{14.4 \times 血清\,Cr\,[\mathrm{mg/dL}]}$$

つまり，CCrは，24時間蓄尿の尿量，および血中・尿中のCr濃度を測定すれば算出できます．このCCrを体表面積で補正すれば，より簡便に得られるGFRの代替指標ということになるでしょう．

しかし，1930年代より，Crは糸球体で濾過されるだけでなく，尿細管から分泌されるため，CCrをGFRの代替指標とすると，腎機能を過大評価することが指摘されていました．実際に，CCrとGFR（イヌリンクリアランス）の相関関係を見ると，その指摘のとおり，CCrはGFRより約30%程度高値となっています．そのため，GFRを求める際には「×0.715」の係数補正を行うこととされていますが[1]，これは意外と忘れられています．また，この散

布図を見れば，単純に係数を掛けることですまされてよいだろうかという気もします．

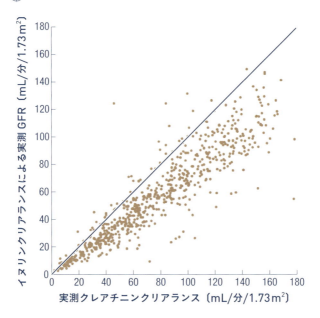

**イヌリンクリアランスとクレアチニンクリアランスの関係**

実測イヌリンクリアランス（GFR）と同時測定のクレアチニンクリアランス（CCr）を比較するとCCrはGFRより30%程度高値である．

[堀尾 勝：日内会誌，101：1259-1265，2012を一部改変]

## 3 推算CCr（eCCr）

　CCrの測定・算出は，イヌリンクリアランスほど手間を要しませんが，実地臨床で頻繁に用いるには24時間蓄尿という手順が障壁となります．そこで生まれたのが，Cockcroft-GaultのCCr推算式です．この推算式は1970年代に考案されたもので，単位体重あたりのCrの1日排泄量を回帰式で推算することによって蓄尿を不要とするものです．

単位体重あたりの Cr の推定 1 日排泄量〔mg/kg/日〕＝28－0.2×年齢

この式で得られた Cr の推定 1 日排泄量を CCr 算出式のなかの 1 日尿中 Cr 排泄量として用いて，推算クレアチニンクリアランス（eCCr）を計算すると，次のようになります．

$$\text{eCCr〔mL/分〕} = \frac{(140-\text{年齢}) \times \text{体重〔kg〕}}{72 \times \text{血清 Cr〔mg/dL〕}}$$

これが Cockcroft-Gault 式を利用した CCr 推算式です．なお，女性の場合は Cr 排泄量が少ないため，さらに 0.85 を掛けて補正します．

この推算式は，蓄尿が不要なことから，多少の誤差はあっても広く普及することになりました．ただし，①あくまで CCr の推算式であるため，やはり GFR を過大評価していること，②体表面積の補正を行わないかたちで推算していることに注意が必要です．

## 4 推算 GFR（eGFR）

GFR の代替指標としての eCCr の限界を改善するために，血清 Cr 値を用いて CCr ではなく GFR を直接推算しようとする試みが，1990 年代よりなされています．そのような努力のなかで，わが国では日本腎臓学会の主導により日本人用の GFR 推算式が提唱されました．

$$\text{eGFR〔mL/分/1.73m}^2\text{〕} = 194 \times \text{血清 Cr}^{-1.094} \times \text{年齢}^{-0.287} \text{（女性の場合は×0.739）}$$

この式は，体表面積で補正されたイヌリンクリアランスを血清 Cr から直接推定する式であり，eCCr がもつ，①過大評価，②体表面積補正が必要という，

2つの欠点が克服されています．ただし，これはあくまでも推算式であり，実測 GFR と eGFR の関係は次のようなものになります．

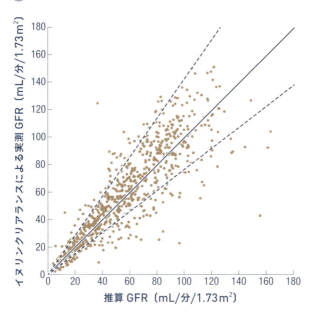

✳ 日本人 GFR 推算式による推算 GFR と実測 GFR の相関

点線は実測値±30％の範囲を示す．

[堀尾　勝：日内会誌，101：1259-1265, 2012 を一部改変]

　eGFR と実測 GFR を比較すると，GFR 値が大きくなるほど誤差も大きくなり，とくに 60 mL/分/1.73 m$^2$ では誤差が顕著です．しかし，逆にいえば，GFR が 60 mL/分/1.73 m$^2$ 以下である腎機能低下例では誤差が小さいともいえます．正確度は，eGFR 値が実測 GFR 値の±30％の範囲に入る症例が約 75％程度とされています．

　さて現在，eCCr と eGFR の両者がともに臨床現場で用いられています．これらの定義を知ると，両者は似て非なるものなのですが，臨床現場ではどの

ように使い分けるべきなのでしょうか．両者が混同して用いられていることに警鐘を鳴らす論文が最近散見されるようになりました．そのなかから2つ論文を紹介しましょう．

1つめは，Fernandez-Prado らによる報告[2]から，タイトルはそのものずばり「Creatinine Clearance Is Not Equal to Glomerular Filtration Rate and Cockcroft-Gault Equation Is Not Equal to CKD-EPI Collaboration Equation」，つまり「CCr と GFR は同じでない，そして CCr 推算式（Cockcroft-Gault 式）と GFR 推算式も同等には扱えない」です．ある1人の患者の eCCr と eGFR の値が異なることを引き合いに出しながら，大規模臨床試験の結果ですら用いる指標によって見えかたが異なることを示しています．

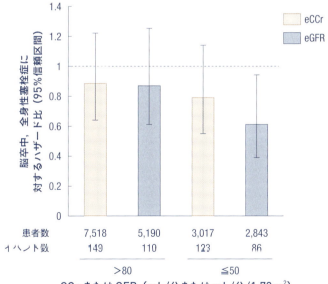

ワルファリンと比較したアピキサバンの有効性の評価と腎機能評価法の影響（ARISTOTLE 試験）

グラフ中のバーは95%信頼区間を示す．また，クレアチニンクリアランス（CCr）は Cockcroft-Gault の推算式を用いて算出した．

[Fernandez-Prado R, et al.: Am J Med, 129: 1259-1263, 2016 を一部改変]

このグラフはARISTOTLE試験で得られたアピキサバンの有効性を，ワルファリン投与群と比較したハザード比で示したものですが，eCCrで患者を分けた場合とeGFRで患者を分けた場合で，異なる結果に見えてしまう点を指摘しています．たしかに，eCCrが50mL/分以下の患者におけるハザード比の95%信頼区間は1.0をまたいでいるため統計学的な有意差はありませんが，eGFRが50mL/分/1.73m$^2$以下の患者ではハザード比の95%信頼区間は1.0より下回っており，塞栓症の抑制においてアピキサバンがワルファリンより統計学的に有意に優れていることになります．はたして，腎機能低下とアピキサバンの有効性をどのように理解すればよいのでしょう．

　もうひとつの論文はわが国からのもの[3]です．タイトルは「Estimated glomerular filtration ratio is a better index than creatinine clearance (Cockcroft-Gault) for predicting the prevalence of atrial fibrillation in the general Japanese population」つまり，「日本の一般人口で心房細動罹患率を推定する指標としてはeGFRがeCCrより優れている」です．直接作用型経口凝固薬（DOAC）の普及によってeCCrが必要以上に用いられすぎていることへの警鐘です．

　この研究では，健康診断で記録された心電図をもとに腎機能別に心房細動罹患率を検討しています．この際に用いられた腎機能指標が，eGFRとeCCrです．両者で得られた結果が逆になっていることがわかります．

## 腎機能の低下と心房細動罹患リスク

(A) eGFRでみる腎機能ごとの心房細動罹患リスク

| | eGFR | | |
|---|---|---|---|
| | 60未満<br>($n$=10,516) | 60〜89<br>($n$=59,407) | 90以上<br>($n$=15,491) |
| 心房細動患者数 | 317 | 523 | 44 |
| 年齢, 性別で調整したオッズ比<br>(95%信頼区間) | 2.67<br>(1.95-3.75) | 1.53<br>(1.14-2.12) | 1（対照） |
| 多因子（a）で調整したオッズ比<br>(95%信頼区間) | 1.58<br>(0.86-3.09) | 1.48<br>(0.86-2.77) | 1（対照） |
| 多因子（b）で調整したオッズ比<br>(95%信頼区間) | 2.10<br>(1.21-3.86) | 1.53<br>(0.92-2.72) | 1（対照） |

(B) eCCrでみる腎機能ごとの心房細動罹患リスク

| | CCr（Cockcroft-Gault式） | | |
|---|---|---|---|
| | 50未満<br>($n$=4,137) | 50〜79<br>($n$=31,040) | 80以上<br>($n$=49,754) |
| 心房細動患者数 | 118 | 477 | 266 |
| 年齢, 性別で調整したオッズ比<br>(95%信頼区間) | 0.91<br>(0.70-1.17) | 0.97<br>(0.82-1.15) | 1（対照） |
| 多因子（a）で調整したオッズ比<br>(95%信頼区間) | 0.54<br>(0.30-0.95) | 0.80<br>(0.57-1.12) | 1（対照） |
| 多因子（b）で調整したオッズ比<br>(95%信頼区間) | 0.70<br>(0.42-1.14) | 0.81<br>(0.60-1.11) | 1（対照） |

調整には, 多因子（a）では, 年齢, 性別, 高血圧, 糖尿病, 喫煙歴, 多因子（b）では, 年齢, 性別, 糖尿病, 喫煙歴を用いた. eGFR〔mL/分/1.73m$^2$〕は, 日本人用GFR推算式を使用した.
出典：Yonezawa Y, et al.: Hyperetens Res, 41: 451-459, 2018.

　上段がeGFRに基づく結果です．eGFRが低下するにしたがって心房細動罹患のオッズ比が増加することが示され，理解しやすい結果です．一方で，eCCrに基づく結果を見ると，eCCrが低下するにしたがって心房細動罹患のオッズ比も低下しており，一般的な臨床医の感覚とは合致しません．このような解析を行う際に，eCCrの使用が不適切であることが示されたといってよいでしょう．

さて，eGFRとeCCrをこれまで適切に使い分けてきたか，あらためて考える必要がありそうです．両者は異なる推算式ですが，何が最も異なるのでしょう．CCrがGFRを過大評価している点も問題ですが，それよりももっと重要な点は，eCCrは体表面積による補正を行っていないのに対して，eGFRは算出したときすでに体表面積で補正されているという点です．このような体表面積補正の有無が，使い道によって一長一短の原因になるからです．

eGFRとeCCrの違いをもとに，それぞれの長所を活かせる場面を考えてみましょう．

1）腎機能の把握のために

さて，ある患者の腎機能を評価したいとしましょう．正常なのかどうか…，その患者の体格を無視して評価できるでしょうか．基本的に，体格の大きな人は腎臓が大きいため，そもそもネフロン数が多く，その逆に体格の小さい人ではネフロン数は少なくなります．基準値との比較により腎機能が正常かどうかを知る際に，体格の大きさによって変化する指標を用いることは不適切でしょう．これは循環器内科領域における心拍出量（CO）と心係数（CI）の関係に似ています．評価に必要な指標の単位は，体表面積で補正した「mL/分/1.73 m$^2$」なのです．

eGFRなら直接この指標が計算されますが，eCCrなら算出後に体表面積（体重$^{0.425}$〔kg〕×身長$^{0.725}$〔cm〕×0.007184）で除して標準的な体格のヒトの体表面積を示す1.73〔m$^2$〕を乗じる必要があります．後者の手間は臨床現場に即さないので，腎機能の評価には，簡便なeGFRを用いるべきでしょう．eGFRは，すべての患者がもし同じような体格だったら腎機能はどうかという指標なのです．

2）腎排泄性薬物の投薬量設計のために

さて，ある患者に腎排泄性薬物の投薬量を決めたいとしましょう．この場合

ももちろん，体格を無視した投薬量の決定は不適切です．体格が大きければ，それだけでネフロン数は多く，排泄される薬物量も多くなるからです．必要な指標は，その患者がある時間あたりに薬物を排泄する実際の速度そのものを推定できるもので，単位としては「mL/分」となります．

 eGFRは体表面積で補正された指標なので，この単位に変換するには1.73で除したのち，その患者の体表面積（体重$^{0.425}$〔kg〕×身長$^{0.725}$〔cm〕×0.007184）を乗じる必要があります．eCCrならこのような面倒な操作は必要ありません．だからこそ，多くの薬物の添付文書では投薬量の規定に，eGFR〔mL/分/1.73m$^2$〕ではなく，eCCr〔mL/分〕が用いられているのです．

> **Note** eGFRとeCCrは，歴史も，意味も，単位も違う．目的に応じて使い分けよう．

## 文 献

1) Matsuo S, et al.: Am J Kidney Dis, 53: 982-992, 2009.
2) Fernandez-Prado R, et al: Am J Med, 129: 1259-1263, 2016.
3) Yonezawa Y, et al.: Hyperetens Res, 41: 451-459, 2018.

第1部　CKDを識る

# 5章 CKDはコンセプト
## 腎臓専門医から一般医の疾患へ

　なぜ，今あらためて「慢性腎臓病（CKD）」なのでしょう．循環器領域には「慢性心臓病」という用語はありませんし，もしつくったとして，ほとんど意味がないでしょう．ついこの前まで，このような感覚でした．この用語がつくられた経緯を知るまで，私には「CKD」の重要性に対する実感がまったくなかったのです．

　2002年に，1980〜2000年までの調査でわかった透析患者数の推移から，2010年の透析患者数の予測が発表されました．

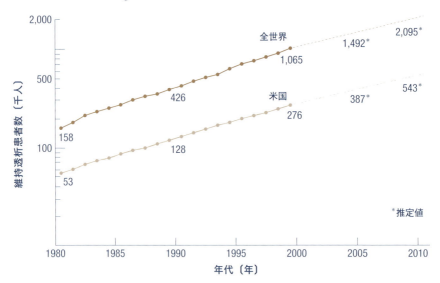

✴ 全世界と米国の維持透析患者数の推移

［Lysaght MJ: J Am Soc Nephrol, 13: S37-S40, 2002 を一部改変］

おそらくこの報告が，CKD というコンセプトが生まれる契機になっています．詳細をみてみると，1980 年当時には，全世界の透析患者は 16 万人でしたが，2010 年には全世界で 210 万人と，指数関数的に増えると予想されています．おそらく腎臓病の分野ではかなりセンセーショナルな報告だったことでしょう（結果的に，この予測は正しいことがのちの時代に証明されています）．また当時，全世界の透析患者のうち米国人が約 1/4 を占めていましたが，驚くことに日本人が約 1/5 を占めていたとのことです．

 患者数の増大と同時に予測されたのは，人工透析患者の管理に要する医療コストの増大です．2001〜2010 年には，1970 年代の約 30 倍に達するという見込みでした．

※ 維持透析患者にかかる医療費の推移

（縦軸：透析患者にかかる医療費（×10 億ドル/10 年））

| 年代（年） | 医療費 |
|---|---|
| 1971〜1980 | 30 |
| 1981〜1990 | 155 |
| 1991〜2000 | 470 |
| 2001〜2010 | 1,088 |

[Lysaght MJ: J Am Soc Nephrol, 13: S37-S40, 2002 を一部改変]

 透析患者数の増加が社会的課題として認識されつつある状況のなか，米国腎臓財団（NKF）は，ほぼ同時期に「CKD（chronic kidney disease）」とい

う概念を提唱し,警鐘を鳴らしました.腎臓病学における細かな腎疾患分類はさておき,さまざまな腎臓病をまとめて「CKD」として単純化することにより,一般社会への啓発を開始しました.さらに,「eGFR」というツールを用いて,単純化だけでなく,その診断までも簡便化しました.単純化と簡便化により,すべての腎疾患を一般医家でもアプローチできる疾患と位置づけ,早期診断とその後の進行予防によって透析患者をできるだけ少なくしようと考えたわけです.

「CKD」の提唱からまもなく,その応援にまず手を挙げたのが米国心臓協会(AHA)でした.現在でも,多くの国で死因の上位を占めるのは心血管疾患(CVD)です.そして,心血管疾患の発症因子,ならびに予後規定因子を調査すると,かならずといってよいほどeGFRがあがってくることから,CKDが心血管疾患の発症・進展のリスク因子であることを大々的に公表したのです.この公表によって,CKDは単なる腎疾患ではなく,心血管疾患のリスク因子として表舞台に立つようになります.

ここであらためて,さまざまな腎臓病を「CKD」として,単純・簡便化した定義を確認してみましょう.腎臓が悪くなると,糸球体で変なものまで濾過されるか,濾過量が少なくなるかのいずれかだろうというのが素人考えですが,CKDの定義はまさにそのままです.次のとおり,きわめて単純な定義です.

① 尿異常,画像診断,血液,病理で腎障害の存在が明らか.とくに 0.15g/gCr 以上の蛋白尿(30mg/gCr 以上のアルブミン尿)の存在が重要
② $GFR < 60 mL/分/1.73 m^2$
①,②のいずれか,または両方が3カ月以上持続する

このような単純すぎる定義で,さまざまな腎臓病をひとまとめにしてしまってよいのだろうかという不安が生じてくるほどです.ここで生じた不安のなか

には，①それぞれの腎臓病の成因をまったく無視していいのだろうか，②単純な加齢によるGFR低下までCKDに含めてよいのだろうかという疑問がありました．とくに，後者の疑問は高齢化が進んだ社会では重要です．患者を診療するたび年齢で区分しているようでは，その診断に煩雑さが残るからです．このような疑問に対して，関連団体は疫学調査を行い，65歳以上でも，65歳未満とほぼ同様に，eGFRが60mL/分/1.73m² 未満の患者で，死亡リスク，および心血管死亡リスクが有意に上昇し，GFR低下は年齢とは独立したリスク因子であることを公表しました．

**eGFRによる年代別の全死亡率の変化**

55～64歳でeGFRが80mL/分/1.73m²のときを基準値（◇印）として，統計学的有意差（$p<0.05$）を示す値をプロットした（図中，各グラフの●印）．

[Hallan SI, et al. (Chronic Kidney Disease Prognosis Consortium): JAMA, 308: 2349-2360, 2012 を一部改変]

ちなみに前者の疑問に対しては，CKD の定義を変えないまま，基礎疾患によって重症度が異なることを表に示して解決を図っています．あらためて，政治的にも優れた CKD の定義と言って過言ではないと思います．

### CKD の重症度分類

| 原疾患 | 蛋白尿区分 | | A1 | A2 | A3 |
|---|---|---|---|---|---|
| 糖尿病 | 尿アルブミン定量〔mg/日〕尿アルブミン/Cr 比〔mg/gCr〕 | | 正常 | 微量アルブミン尿 | 顕性アルブミン尿 |
| | | | 30 未満 | 30〜299 | 300 以上 |
| 高血圧<br>腎炎<br>多発性嚢胞腎<br>移植腎<br>不明<br>その他 | 尿蛋白定量〔g/日〕尿蛋白/Cr 比〔g/gCr〕 | | 正常 | 軽度蛋白尿 | 高度蛋白尿 |
| | | | 0.15 未満 | 0.15〜0.49 | 0.50 以上 |
| GFR 区分〔mL/分/1.73$m^2$〕 | G1 | 正常または高値 | ≧90 | | |
| | G2 | 正常または軽度低下 | 60〜89 | | |
| | G3a | 軽度〜中等度低下 | 45〜59 | | |
| | G3b | 中等度〜高度低下 | 30〜44 | | |
| | G4 | 高度低下 | 15〜29 | | |
| | G5 | 末期腎不全(ESRD) | <15 | | |

重症度は原疾患・GFR 区分・蛋白尿区分を合わせたステージにより評価する．CKD の重症度は死亡，末期腎不全，心血管死亡発症のリスクを ■ のステージを基準に，■，■，■ の順にステージが上昇するほどリスクは上昇する．

〔日本腎臓学会 編：エビデンスに基づく CKD 診療ガイドライン 2013, p.xiii, 東京医学社，2013 を一部改変〕

ところで，なぜ「GFR<60 mL/分/1.73$m^2$」が基準になっているのでしょうか．この基準についても十分に議論され，次のような理由があげられています[1]．

・腎不全への進行を予防するために十分な時間的余裕がある数字である
・一般成人の正常な GFR の 50%未満である
・60 より低い数字を，40 歳未満の若い男女で見ることはまれである
・60 より低くなると合併症が増加する
・60 より低くなると糖尿病の有無にかかわらず，予後不良である

　わが国でこのような CKD 啓発への動きが活発化するためには，GFR 推算式の改善が必要でした．そのときすでに，米国で開発された eGFR 算出式が，日本人では腎機能を過大評価してしまうことが明らかになっていたからです．このようななか，日本腎臓学会が日本人を対象とした研究を行い，2009 年に日本人用の eGFR 算出法を発表しました[2]（実際の推算式については p.33 を参照してください）．これ以降，わが国でも，CKD という概念のもつ単純化・簡便性を享受することができるようになり，診療ガイドラインの発表，厚生労働省によるサポート体制も同時に確立し，CKD という概念が破竹の勢いで広がったわけです．

　さて，ここでわが国における透析の現状を確認してみましょう．全世界で透析患者が爆発的に増えるとした 2000 年代の予測が，この日本でもまったく同じように成立していることが実感できます．

　次のグラフを見てください．

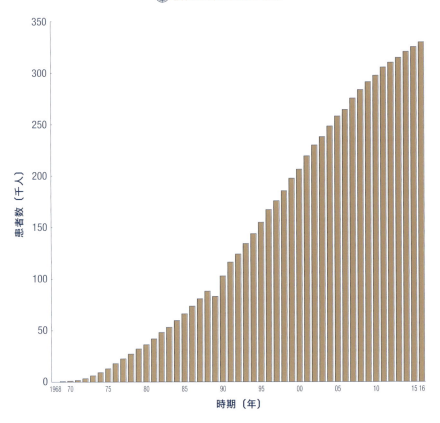

**✳ 慢性透析患者数の推移**

1989年の患者数の減少は，当該年度にアンケート回答率が86％と例外的に低かったことによる見掛け上の影響である．

[日本透析医学会：図説 わが国の慢性透析療法の現況 2016年12月31日現在，p.3, 2017を一部改変]

　1990年代より透析患者数は直線的に増加し，現在は30万人を超え，日本人の約400人に1人が透析患者であるという計算になります．年齢別に分類した検討では，ここ10年間で増加しているのは，おもに70歳代以上，つまり加齢によってネフロン数が急減する患者層であることもわかっています．

　つぎに，透析の原因を見てみます．

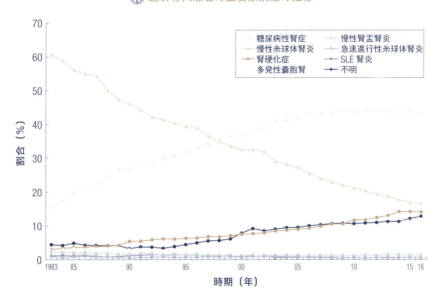

✺ 透析導入患者の主要原疾患の推移

[日本透析医学会：図説 わが国の慢性透析療法の現況 2016 年 12 月 31 日現在, p.17, 2017 を一部改変]

　このグラフは，ある意味で象徴的です．まず透析を開始した患者のなかで慢性糸球体腎炎による透析患者の割合は顕著に減少しています．糖尿病性腎症は，減少こそしていませんが，増加もしていません．それでは，年々増加する透析患者の原因疾患として何が重要なのでしょう．それは，「腎硬化症」と「原因不明」です．腎硬化症の原因は，おもに加齢と高血圧です．透析に至る前，長く一般内科で診療されていた患者が，社会の高齢化の波とともに最終的に透析に至るという事例が増加しているのです．まさに，一般内科医がCKDを知らなければならないゆえんがここにあります．

　1980年代は，慢性糸球体腎炎，糖尿病性腎症を腎臓専門医が診療し，その透析を管理するという時代でした．循環器内科医をはじめとする非腎臓専門医にとって透析は縁遠いものという私自身の腎臓病への理解は，この時代の透析

原因に象徴されています.しかし,2010年代以降は,「糖尿病性腎症」と「その他さまざま」が,透析のおもな原因です.CKDは,透析患者が1980年代とは様変わりしたと教えてくれる重要なコンセプトなのです.そして簡便に算出できるeGFRは,透析予備軍の発見ばかりでなく,高齢化が進む社会における心血管疾患管理のためのツールを提供してくれています.

ここで,CKDの原因と予後についての報告を示します.この研究では,eGFRが平均20mL/分/1.73m$^2$台という非透析CKD患者を約5年間観察し,透析・腎移植への移行率および死亡率をCKDの原因別に検討しています.「その他の疾患」には,高血圧,腎血管性疾患などが含まれます.透析・腎移植移行率は次に示すようなものでした.

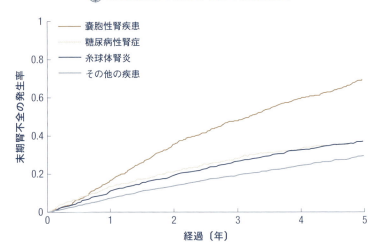

原因疾患別の末期腎不全の累積発生率

[Haynes R, et al. (SHARP Collaborative Group): Am J Kidney Dis, 64: 40-48, 2014 を一部改変]

「その他の疾患」に含まれる,いわゆる狭義の腎臓病以外(Haynesらの論文中ではother recorded diagnosis)でも,末期腎不全(ESRD)発生率は

それなりに高いことがわかります．実は問題はこればかりではありません．死亡率は，ESRD 発生率の高い嚢胞腎（cystic kidney）が最も低く，慢性糸球体腎炎もそれとほぼ同等でしたが，糖尿病性腎症ではその 2.35 倍，other recorded diagnosis でも 1.42 倍と有意に高いことが示されています．そして，本研究の対象となった腎機能低下患者 6,245 人のうち 54% を占める最大の母集団がこの other recorded diagnosis 群なのです．

最後に，CKD の成因を記しておきます．

### 全身性疾患の有無に基づく慢性腎疾患の原因の分類

| | 原発性腎疾患 | 全身性疾患に伴う二次性腎疾患 |
|---|---|---|
| 糸球体障害 | びまん性，限局性または半月体形成性の増殖性糸球体腎炎（限局性および分節性糸球体硬化症，膜性腎症，および微小変化型ネフローゼ症候群） | 肥満，メタボリックシンドロームおよび糖尿病，全身性自己免疫疾患，全身性感染症，薬物，補体関連疾患，腫瘍および造血器疾患 |
| 血管障害 | 腎限局型 ANCA 関連血管炎，および線維筋性異形成 | 高血圧，アテローム性動脈硬化症，虚血，コレステロール塞栓症，全身性血管炎，血栓性細小血管症，および全身性硬化症 |
| 尿細管間質障害 | 尿路感染，結石，および閉塞 | 全身性感染症，サルコイドーシス，薬物，尿酸，環境毒素（たとえば，鉛，生薬成分のアリストロキア酸），および腫瘍（骨髄腫） |
| 嚢胞性またはその他の先天性疾患 | 腎異形成，髄質嚢胞腎，および足細胞の変性（podocytopathy） | 常染色体優性多発性嚢胞腎，アルポート症候群，ファブリー病 |

腎疾患の原因を，原発疾患が腎臓内に限局するか全身性疾患であるか，あるいは腎臓内の疾患であれば病理学的または解剖学的所見がどの部位にみられるかで分類した．
ANCA：anti-neutrophil cytoplasmic antibody（抗好中球細胞質抗体）
出典：Eckardt KU, et al.: Lancet, 382: 158-169, 2013.

腎臓専門医はこのうち "primary kidney disease"（原発性腎疾患）をおもな対象として診療してきました．私の腎臓病学のイメージもここにあります．しかし，いまや CKD の大半は "systemic diseases affecting the kidney"（全身性疾患に伴う二次性腎疾患）です．CKD が腎臓病専門医のみならず，一

般内科医も扱わなければならない疾患であることがここからもわかるでしょう．

> **Note** 「CKD」という概念がつくられた歴史は，私たちが重大な局面にあることを教えてくれる．

● 文 献
1) Levey AS, et al.: Kidney Int, 67: 2089-2100, 2005.
2) Matsuo S, et al. (Collaborators developing the Japanese equation for estimated GFR): Am J Kidney Dis, 53: 982-992, 2009.

第1部 CKDを識る

# 6章 日本にCKD患者はどれぐらいいる？

まず，この図を見てください．驚かないでしょうか．

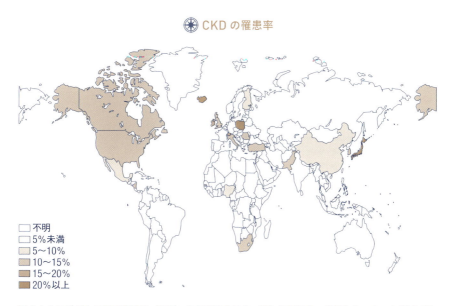

✵ CKDの罹患率

凡例：
- 不明
- 5%未満
- 5〜10%
- 10〜15%
- 15〜20%
- 20%以上

国または地域ごとの慢性腎疾患（CKD）の有病率を示す．CKDの定義は，参照したコホート研究ごとに一部異なる．

[Webster AC, et al.: Lancet, 389: 1238-1252, 2017 を一部改変]

この図は各国のCKDの罹患率を世界地図で示したものです．日本は20%以上というトップクラスの罹患率です．さらに次のグラフを見てください．このグラフは，透析や腎移植が必要な末期腎不全（ESRD）の罹患率を国別に示したものです．ここでも日本は第2位で，米国を抜いています．

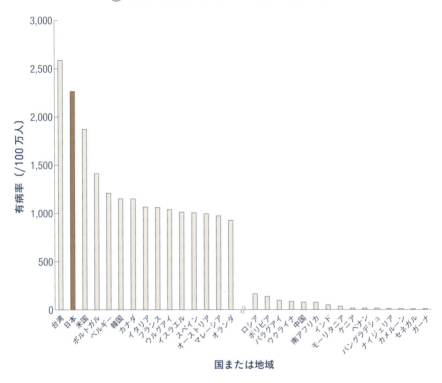

[Jha V, et al.: Lancet, 382: 260-272, 2013 を一部改変]

　2つの図が示すとおり，わが国は「CKD大国」と言っても過言ではありません．とはいえ，このような分布はかならずしも人種差のみに由来するものとは限らず，高齢化率，病院へのアクセスの容易さ，透析に対する保険制度の違いなど，さまざまな要素が関与しています．わが国は，高齢人口が多く，医療機関の利便性が高く（受診しやすく），さらに，透析に伴う医療費に関して国による補助があるという点で，他国と比較してCKD患者や透析患者が自然に多くなる素因があります．

　しかし，わが国の医療者は少なくともこの「CKD大国」という現実を知っ

ておく必要があると思うのですが、いったいどれぐらいの医師、そして国民が認識しているでしょう。恥ずかしながら、このように書いている私自身も、つい最近までこの事実を知りませんでした。

実は、CKD の認知度が低いことは日本だけではなく、全世界的にも共通しています。次の図は、2004 年当時の米国における CKD 患者の疾患認識度を表したものです。

❊ CKD ステージごとの病識をもつ患者の割合

CKD のステージ分類は、eGFR と蛋白尿の有無で定義されるが、本研究ではステージ 1、2 はアルブミン尿の単回測定のみで判定した。ステージ 1 は eGFR〔mL/分/1.73 m²〕>90 およびアルブミン尿、ステージ 2 は eGFR＝60〜89 およびアルブミン尿、ステージ 3 は eGFR＝30〜59、ステージ 4 は eGFR＝15〜29、ステージ 5 は eGFR<15 と分類した。グラフ内のバーは 95％信頼区間を示す。
＊サンプルサイズが小さいため、標準誤差は算出できなかった。

[Plantinga LC, et al.: Arch Intern Med, 168: 2268-2275, 2008 を一部改変]

eGFR が 30〜59 mL/分/1.73 m² という患者（日本人の CKD の重症度分類ではステージ G3 に相当する患者）のうち、自分が CKD であると認識してい

る患者はわずか7.8%，15〜30mL/分/1.73m$^2$という患者ですら41.8%と，半数を下回っていたということです．

患者の認知度だけでなく，医師の認知度も同じような傾向です．2008年のイタリアからの報告では，①一般的な内科診療を1年間受けた患者のうち，血清クレアチニン（血清Cr）の検査を受けた患者は17.2%しかいなかった，②血清Cr検査を受けた患者の9.3%がCKDであった，また，③このCKD患者の約半数で血清Cr値は正常であった（eGFRを推算しなければCKDを検出できなかった），④医師がカルテにCKDという病名コードを入力した患者は，CKD患者の15.2%にとどまったとして，医師のCKDに対する認知度の低下を医療課題としています．実際に，この報告ではその傍証として，腎臓専門医への紹介率を調査しています．

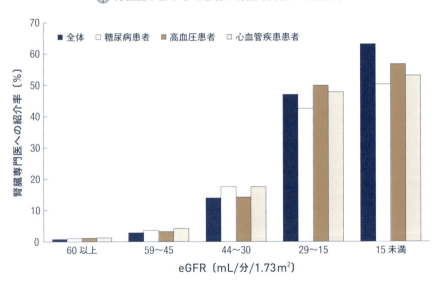

腎機能が低下した患者の腎臓専門医への紹介率

[Minutolo R, et al.: Am J Kidney Dis, 52: 444-453, 2008 を一部改変]

eGFR が 30～44 mL/分/1.73 m$^2$ の患者で約 5 人に 1 人，30 mL/分/1.73 m$^2$ を下回ってようやく 2 人に 1 人が腎臓内科に紹介された程度ということですから，医師の認知度が低いと指摘されても仕方のない結果かもしれません．このように書いている私ですら，紹介率は自分の実感に近く，自分の認知度の低さを反省しています．

　ちなみに，「エビデンスに基づく CKD 診療ガイドライン 2018」では，①蛋白尿と血尿を両方認める患者，②40 歳以上で GFR が 45 mL/分/1.73 m$^2$ 未満の患者，③40 歳未満では GFR が 45～59 mL/分/1.73 m$^2$ の患者でも紹介することが望ましいとしています[1]．

　医師の認知度の低さについてはたびたび報告され[2]，2011 年の Ravera らの報告によれば，高血圧患者約 4 万人を調査すると，①23% が CKD であったのにもかかわらず，3.9% しか CKD という診断がなされていなかった，②CKD 患者全体では，ガイドラインに準じた血圧コントロールが約半数の患者でしかなされていなかったが，医師が CKD と認識した患者ではより良好な血圧コントロールがなされていたと，やはり医師の CKD 認知度の低さ，そしてそのために生じる不適切な医療を諫めています．

　すでに CKD への認識は十分だと自信のある医師は別にして，私のように認識が未熟な医師は，まずわが国における CKD の頻度を知ることから始めなければならないと思います．次の図は，日本における年齢別 CKD 罹患率です．

　現在の診療現場は，70 歳以上の患者が多いのは当然として，80 歳以上の患者にもけっして驚かない状況でしょう．70 歳代の患者では約 30% が，80 歳以上になると約半数が CKD なのです．常日頃から，eGFR と蛋白尿に目を配る診療が，この高齢化が進んだ社会では必要だと思います．そして，これはもはや腎臓専門医だけに押しつけるわけにはいかない患者数です．

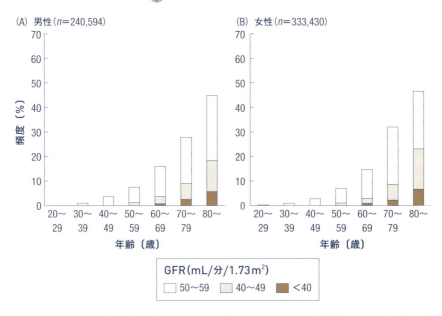

年齢別のCKD患者の頻度

[日本腎臓学会 編：CKD診療ガイド 2012, p.11, 東京医学社, 2012 を一部改変]

> **Note** 「日本はCKD大国である」，この事実を知っている医師はどれぐらいいるだろう？

### 文 献
1) 日本腎臓学会 編：エビデンスに基づくCKD診療ガイドライン 2018, p.4-5, 東京医学社, 2018.
2) Ravera M, et al.: Am J Kidney Dis, 57: 71-77, 2011.

第1部 CKDを識る

# 7章 誰がCKDになりやすい？

　「現在の日本にはCKDが蔓延している」と言っても過言ではありませんが，CKD患者はもとからCKDに罹患していたわけではありません．それぞれは，過去の健康診断で，腎機能正常と判断されていたことでしょう．では，どのような人が，どのようにしてCKDになる傾向にあるのでしょう．

　CKDを発症しやすい条件として，まず「高齢者」という回答があがると思われます．加齢はそれだけでネフロン数を減少させます．では，そのほかにどのような要素がCKD発症にかかわるのでしょう．

　CKDという概念が提唱されてまもなく，さまざまな研究者がこの課題にアプローチしてきました．CKDという概念は，腎疾患患者に対する早期介入を目指して導入されたものですが，それ以前に，①CKD患者数を減少させる，②CKDの候補患者を同定し，CKDの早期診断を促すことにより，医療の効率性を向上させるという目的もあります．

　CKDの概念が提唱されて以降，初めてCKDの発症因子を解析した結果を示したのが，「Predictors of New-Onset Kidney Disease in a Community-Based Population」と題された報告[1]です．ここではFramingham Offspring Studyの疫学データを使用し，1980年前後の米国一般住民2,585人を対象に，約18年にわたって経過観察した結果からCKDの発症リスク因子を解析しています．

### 腎機能低下のリスク因子

| 予測因子 | オッズ比（95％信頼区間） |
| --- | --- |
| 年齢（10歳加齢ごと） | 2.56 (2.18-2.99) |
| 性別（女性 vs. 男性） | 0.92 (0.70-1.20) |
| ベースラインの GFR〔mL/分/1.73m$^2$〕 | |
| 　90 未満 | 2.84 (1.88-4.30) |
| 　90～119 | 1.77 (1.12-2.80) |
| BMI（標準偏差ごと） | 1.28 (1.12-1.45) |
| 喫煙あり | 1.34 (1.01-1.79) |
| 糖尿病あり | 2.74 (1.56-4.82) |
| 収縮期血圧（標準偏差ごと） | 1.16 (1.02-1.32) |
| 高血圧あり | 1.57 (1.16-2.12) |
| 降圧治療 | 1.58 (1.07-2.32) |
| コレステロール値（標準偏差ごと） | |
| 　全コレステロール | 1.03 (0.90-1.19) |
| 　HDL コレステロール | 0.82 (0.71-0.94) |
| 空腹時高血糖あり | 1.04 (0.65-1.66) |

年齢，性別を予測因子とした解析を除き，すべての因子は年齢と性別で調整した．
出典：Fox CS, et al.: JAMA, 291: 844-850, 2004.

　疫学調査の結果から得られた予測因子とオッズ比を表に示します．

　ここでは年齢以外に，肥満（BMI），喫煙，糖尿病，高血圧，および降圧治療という因子が CKD 発症と関連し，逆に女性，高 HDL コレステロール値が CKD を発症させにくくする因子として同定されています．つまり，一般的に「不健康な生活」をイメージさせる因子が CKD 発症因子であると考えてよさそうです．また，次の図のように，このような因子が多ければ多いほど，CKD 発症のリスクが増加することも示されています．

### リスク因子の数別にみる経過観察時の腎臓病発症オッズ

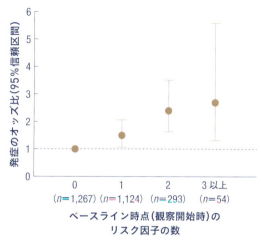

リスク因子として，①高血圧，②糖尿病，③肥満（BMI＞30），および，④現在の喫煙を考慮した．結果は年齢と性別で調整されている．

[Fox CS, et al.: JAMA, 291: 844-850, 2004 を一部改変]

　なお，当然ですが，もともとの eGFR 値が低ければ低いほど，CKD の診断基準である 60mL/分/1.73m$^2$ 以下に達する可能性が高くなるため，現時点での eGFR はたとえ正常域であってもその値そのものが将来の CKD 発症に影響します．

　その後，さまざまな観察集団を対象に CKD の発症因子を解析し，その発症リスクを予測するモデルが続々と発表されています．ここでは，その一覧表を提示します．

## ✳ CKD発症の予測モデル

| 報告/研究デザイン | 観察対象の人種、年齢 | 全被験者数/CKD患者数 | CKDの定義 | 予測因子 |
|---|---|---|---|---|
| Bang, et al. (2007)/一般人口の横断的調査（スクリーニング），1999～2002年（解析期間：2年間） | 米国（人種混合），20～85歳 | 8,530/601（7.5％） | eGFR＜60 | 年齢，性別，貧血，蛋白尿，高血圧，糖尿病，心血管疾患の既往，心不全の既往，末梢血管疾患 |
| Chien, et al. (2010)/前向きコホート研究（二次予防），2003年（解析期間：4年間） | 台湾・中国，平均51.2歳 | 5,168/190（3.7％） | eGFR＜60 | 年齢，BMI，拡張期血圧，2型糖尿病，脳卒中の既往歴 |
| Hippisley-Cox and Coupland (2010)/一般人口の前向きコホート研究（一次予防），2002～2008年（解析期間：5年間） | 英国（人種混合），35～74歳 | 1,591,884/23,786（1.5％） | eGFR＜45，腎移植，透析，腎症，蛋白尿 | 年齢，人種，貧困，喫煙，BMI，収縮期血圧，糖尿病，リウマチ様関節炎，心血管疾患，高血圧の治療，うっ血性心不全，末梢血管疾患，NSAID使用，腎臓病の家族歴 |
| Kshirsagar, et al. (2008)/前向きコホート研究（地域参画型），1987～1989年（解析期間：9年間） | 米国（白人および黒人），45～64歳 | 9,470/1,605（16.9％） | eGFR＜60 | 年齢，性別，貧血，高血圧，2型糖尿病，心血管疾患の既往歴，心不全の既往歴，末梢血管疾患 |
| Kwon, et al. (2012)/一般人口の横断的調査，2007～2009年（解析期間：1年間） | 韓国（アジア人），19歳以上 | 6,565/100（1.5％） | eGFR＜60 | 年齢，性別，貧血，蛋白尿，高血圧，2型糖尿病，心血管疾患の既往歴 |
| O'Seaghdha, et al. (2011)/一般人口の前向きコホート研究，1995～2008年（解析期間：10年間） | 米国（白人），45～64歳 | 2,490/229（9.2％） | eGFR＜60 | 年齢，高血圧，糖尿病 |
| Thakkinstian, et al. (2011)/横断的調査（地域参画型），調査時期不明（解析期間：1年間） | タイ（アジア人），18歳以上 | 3,459/606（17.5％） | eGFR＜90 | 年齢，高血圧，糖尿病，腎臓結石 |

出典：Fraccaro P, et al.: BMC Med, 14: 104, 2016.

最初に示したFramingham Offspring Studyの解析で指摘された因子に加えて，観察研究の対象となった集団によって，「人種」，「偶然に検出された蛋白尿」，「心血管疾患の既往」などがCKD発症因子として指摘されているよう

です．うまくまとめるのは難しいのですが，人種差を基礎に，不健康な生活習慣，生活習慣病，蛋白尿，心血管疾患の既往歴などがCKD発症因子であると理解できそうです．当然とも思える結果ですが，CKDは腎臓病というより，もはや生活習慣病の一部であると考えた方がよいことを教えてくれています．

さて，CKDという概念が発表された直後の総説で，腎機能の増悪因子がまとめられていました．これまで紹介した報告ではあげられていない因子も列挙されているため，参考までに示しておきます．

**✷ CKD発症・進行に関与する因子**

CKDリスク要因
　・高齢
　・人種と民族
　・性別
　・低出生体重
　・低い社会経済的状況
　・喫煙
　・アルコール消費量
　・家族性集積
　・鉛およびその他の重金属
　・鎮痛薬の乱用
　・違法薬物の使用
　・食物由来の植物性エストロゲン
バイオマーカー
　・ヘモグロビン
　・酸化ストレス/カルボニルストレス
　・インスリン抵抗性
　・高脂血症（脂質異常症）
　・蛋白尿
遺伝的マーカー
適切な保険医療へのアクセス
　・高血圧
　・コントロール不良の糖尿病
　・ACE阻害薬の使用
　・保険医療へのアクセス
社会システム
　・貧困

出典：McClellan WM, et al.: J Am Soc Nephrol, 14: S65-S70, 2003.

ここでも，「人種」はやはりひとつの重要な要素です．そこで最後に，日本人を対象にした報告を示しておきます．

　次の図は地域の健康診断データを用いて，10年にわたって経過観察を行い，CKD発症リスクを解析した結果です．

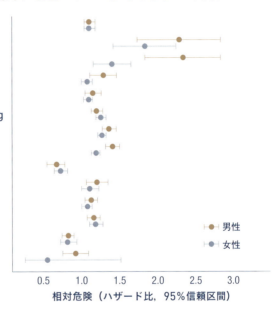

❋ 10年間の経過観察中にCKDステージ3〜5となるリスク因子

[日本腎臓学会 編：CKD診療ガイド2012，p.10，東京医学社，2012を一部改変]

　さらに，茨城県の健康診断データを用いて解析された結果も紹介します．

### ✺ CKD 発症リスク因子（茨城県健康診断データより）

| | 女性 | | | 男性 | | |
|---|---|---|---|---|---|---|
| | 回帰係数 | オッズ比<br>（95％信頼区間） | P値 | 回帰係数 | オッズ比<br>（95％信頼区間） | P値 |
| 切片 | 2.7879 | — | <0.001 | 1.7047 | — | <0.001 |
| 年齢〔歳〕 | 0.0279 | 1.028 (1.024-1.033) | <0.001 | 0.0402 | 1.041 (1.034-1.048) | <0.001 |
| eGFR〔mL/分/1.73m²〕 | −0.0817 | 0.922 (0.919-0.924) | <0.001 | −0.0928 | 0.911 (0.907-0.915) | <0.001 |
| 蛋白尿 | | | | | | |
| 　1+ | 1.1010 | 3.007 (2.137-4.230) | <0.001 | 1.4492 | 4.260 (3.183-5.990) | <0.001 |
| 　なし | 0.1601 | 1.174 (0.756-1.822) | 0.5 | −0.1805 | 0.835 (0.451-1.516) | 0.6 |
| 尿潜血 | | | | | | |
| 　1+ | 0.0907 | 1.095 (0.971-1.234) | 0.1 | 0.4124 | 1.510 (1.209-1.883) | <0.001 |
| 　2+ | 0.1397 | 1.150 (0.986-1.341) | 0.07 | 0.1842 | 1.202 (0.844-1.711) | 0.3 |
| 　3+ | 0.4574 | 1.580 (1.319-1.893) | <0.001 | 0.2892 | 1.335 (0.854-2.057) | 0.2 |
| 　なし | 0.0962 | 1.101 (0.852-1.423) | 0.5 | — | — | — |
| BMI | 0.0067 | 1.007 (0.995-1.018) | 0.2 | 0.0323 | 1.033 (1.016-1.050) | <0.001 |
| 収縮期血圧〔mmHg〕 | 0.0049 | 1.005 (1.003-1.007) | <0.001 | 0.0077 | 1.008 (1.005-1.011) | <0.001 |
| 高血圧治療 | 0.1029 | 1.108 (1.015-1.210) | 0.02 | 0.2428 | 1.275 (1.139-1.427) | <0.001 |
| 耐糖能 | | | | | | |
| 　空腹時血糖〔mg/dL〕 | −0.0030 | 0.997 (0.995-0.999) | <0.001 | −0.0017 | 0.998 (0.997-1.000) | 0.05 |
| 　随時血糖〔mg/dL〕 | −0.0034 | 0.997 (0.995-0.998) | <0.001 | −0.0016 | 0.998 (0.997-1.000) | 0.02 |
| 糖尿病治療 | 0.6224 | 1.863 (1.453-2.390) | <0.001 | 0.2078 | 1.231 (0.945-1.604) | 0.1 |
| 喫煙 | | | | | | |
| 　過去に喫煙歴あり | −0.1243 | 0.883 (0.520-1.500) | 0.6 | −0.1581 | 0.854 (0.756-0.964) | 0.01 |
| 　継続喫煙 | 0.3285 | 1.389 (1.166-1.655) | <0.001 | 0.2313 | 1.260 (1.123-1.415) | <0.001 |
| 飲酒 | | | | | | |
| 　ときどき | −0.1964 | 0.822 (0.706-0.957) | 0.01 | −0.0120 | 0.988 (0.858-1.138) | 0.9 |
| 　毎日 | −0.1951 | 0.823 (0.680-0.995) | 0.04 | −0.1639 | 0.849 (0.767-0.939) | 0.002 |

ここでは，CKD を，重症度分類でステージ 3 以上であり，加えて/または，蛋白尿（2+/3+）を呈するものと定義する．
出典：Umesawa M, et al.: Am J Kidney Dis, 71: 842-850, 2018.

　両研究の結果は驚くほど同一の因子をリスク因子として指摘しています．前者が，蛋白尿，高血圧，糖尿病，喫煙，低 HDL コレステロール血症をリスク因子と同定したうえで，さらに後者が，欧米の研究でも指摘されている，eGFR，BMI という要素を追加している程度の違いしかありません．ちなみ

に，後者の研究では，これらのリスク因子をもとに日本人における CKD 発症を予測する推算式を提示しています．煩雑なため，日常臨床で用いることはできませんが，どのような構成要素によって CKD が発症するのかを理解することができます．

### 🏵 10 年以内の CKD 発症率推算式

10 年後の CKD リスク
$1/(1+e^{-(切片＋リスク因子ごとの推定値の合計)})$

(A) 女性
切片＋リスク因子ごとの推定値の合計
＝2.7879＋(0.0279×年齢)－(0.0817×eGFR)＋1.1010（蛋白尿の場合）＋0.4574（血尿3＋の場合）＋(0.0049×収縮期血圧)＋0.1029（高血圧治療中の場合）－(0.0030×空腹時血糖)－(0.0034×随時血糖)＋0.6224（糖尿病の場合）＋0.3285（現在喫煙習慣がある場合）－0.1964（たまに飲酒する場合）－0.1951（毎日飲酒する場合）

(B) 男性
切片＋リスク因子ごとの推定値の合計
＝1.7047＋(0.0402×年齢)－(0.0928×eGFR)＋1.4492（蛋白尿の場合）＋0.4124（血尿1＋の場合）＋(0.0323×BMI)＋(0.0077×収縮期血圧)＋0.2428（高血圧治療中の場合）－(0.0017×空腹時血糖)－(0.0016×随時血糖)－0.1581（過去に喫煙歴がある場合）＋0.2313（現在喫煙習慣がある場合）－0.1639（毎日飲酒する場合）

出典：Umesawa M, et al.: Am J Kidney Dis, 71: 842-850, 2018.

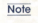

**Note** CKD は，不健康なライフスタイルから発生する．

### ☸ 文 献
1) Fox CS, et al.: JAMA, 291: 844-850, 2004.

第1部 CKDを識る

# 8章 CKDの進行スピード

　CKDをいったん発症した患者を診る際には，次に気になるのはその進行のスピードです．進行が速いと考えた患者には，可能な限り進行を遅らせる介入をする，もしくはその後のアウトカムに注意しなければならないからです．では，この進行のスピードは，どのような因子によって規定されるのでしょう．

　当然のことですが，CKDの発症リスク因子とCKDの進行促進リスク因子は重複します．CKDはeGFRが60 mL/分/1.73 m$^2$以下と定義されていますが，この値をまたいで病態は連続しており，60 mL/分/1.73 m$^2$に達する速度が速いほど（発症に至るスピードが速いほど），その後の進行も同じように速いと考えられるからです．

　そこで，健康なヒトではeGFRが一般的にどのような速度で低下するかに視点を移して考えたいと思います．どのようなeGFR低下速度を超えたときに，CKDの進行が速いと判断すればよいのでしょう．

　健常人でも，加齢に伴いネフロン数が減少するため，徐々にeGFRは低下します．まず，その低下速度を見てみましょう．

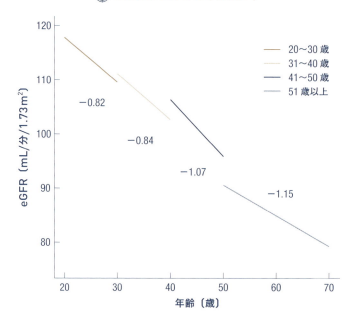

※ 年齢別の eGFR の年間減少率

2000〜2012 年のイスラエルの健康データベースより抽出された，20〜80 歳の男女（妊娠女性は除く），およそ 23,000 人を対象に解析を行った．eGFR の 1 年ごとの変化量は各年齢群のあいだで統計的に有意であった（$P<0.001$）．

[Cohen E, et al.: J Nephrol, 27: 635-641, 2014 を一部改変]

　このグラフは eGFR が 90 mL/分/1.73 m$^2$ 以上の健常人を対象に，5 年にわたり eGFR の推移を調査した結果です．若い人ほど eGFR の低下速度はゆるやかで，年齢を重ねるとその速度が緩徐に増加することがわかります．おしなべて見ると，年間 0.8〜1.2 mL/分/1.73 m$^2$ 程度ずつ低下すると考えてよい結果です．

　それでは，健常人ではなく，一般人口もしくは病院やクリニックを受診する患者群では，どのような速度で eGFR が低下するのでしょう．この速度は観察対象となった集団の条件によって多様ですが，全般的な傾向を知るため，3 つの研究結果から年間 eGFR 低下度の分布を示してみます．

## ✺ eGFR の年間変動分布（心血管イベントの既往をもつ患者を除く）

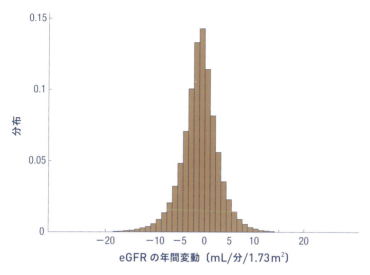

[Turin TC, et al.: Int J Cardiol, 202: 657-665, 2016 を 一部改変]

## ✺ eGFR の年間変動分布（心血管イベントの既往をもつ患者を含む）

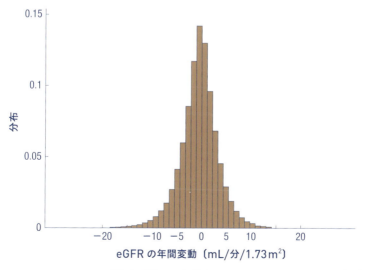

[Turin TC, et al.: Kidney Int, 83: 684-691, 2013 を一部改変]

これらのグラフはカナダのアルバータ州の18歳以上の成人を対象とし，4年以上の期間に少なくとも3回の外来血清クレアチニン測定を受けた集団のデータを解析したものです．追跡開始は2002〜2007年のあいだで，フォローアップは2009年まで行われました．

　先ほどの1つめのグラフは，慢性心不全，急性心筋梗塞，脳卒中を含む心血管イベントの既往がある患者のうち，追跡開始時点で算出されたeGFRが15mL/分/1.73$m^2$未満であった例を除外し，479,126人で解析を行った結果を示しています．

　2つめのグラフは，追跡開始時点で算出されたeGFRが15mL/分/1.73$m^2$未満であった例を除外し，心血管イベントの既往をもつ住民も含む529,312人で解析を行った結果を示しています．

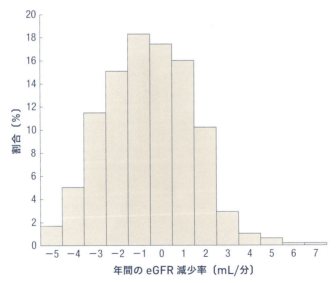

eGFRの年間変動分布（成人高血圧患者）

[Hobeika L, et al.: Am J Med Sci, 350: 447-452, 2015を一部改変]

最後のグラフは，サウスカロライナ医科大学の腎臓・内分泌科および一般内科を2008〜2012年の間に受診したeGFRが35mL/分/1.73m$^2$以上の成人高血圧患者5,035人のデータを解析したものです．解析対象からは，常染色体優性多発性囊胞腎症（ADPKD）の患者，および蛋白尿（微量アルブミン尿は除く）を呈する患者は除外されています．

 3つの分布図は，順番に，心血管疾患のない一般内科受診者（平均年齢約55歳），一般内科受診者（平均年齢約60歳），高血圧患者（平均年齢69歳）を対象とした研究です．観察対象は異なるものの，次の2つのことが一貫しているようです．

①eGFRの変化速度は，患者によって，年間約＋10から－10mL/分/1.73m$^2$と幅広く分布する
②その中央値は1年あたり約－1mL/分/1.73m$^2$

 この「－1」という値を記憶していると，eGFR値を見るとき，昨年の値と比較して判断することがたやすくなるかもしれません．進行速度が速いのか，遅いのかの判断ができるからです．ただし，これらは北米の研究から得られた値であり，日本人でも同じ値が当てはまるかどうかについては，まだはっきりとはわかりません．

 わが国の健康診断受診者を対象とした報告[1]では，平均eGFR低下速度は年間0.36mL/分/1.73m$^2$と，欧米に比べて非常に低い数字が報告されています．ただし，この報告では，健康診断を受診し，さらに10年後にも受診した例が解析対象となっているため，実際の一般人口よりも疾患保有者が少なく，途中で死亡した例は除かれるというバイアスを含む結果となっており，通常の病院受診者ではこの値より低下量が大きいものと考えられます．私自身は年間0.4〜1.0程度の低下速度ではないかと考えて診療にあたっています．

それでは，このeGFRの低下速度はどのような因子によって左右されるのでしょう．CKD発症リスク因子とほぼ同一だろうと予想されますが，まずはCKD患者を対象とした台湾からの研究結果を示します．

❋ eGFRの年間減少率とリスク因子の相関

| 因子 | 回帰係数（95%信頼区間） | P値 |
|---|---|---|
| 年齢（1歳ごと） | −0.024（−0.052-0.004） | 0.098 |
| 性別（対照：女性） | −0.67（−1.43-0.09） | 0.08 |
| 喫煙習慣あり | 0.28（−0.94-1.51） | 0.65 |
| 糖尿病 | 1.63（0.88-2.38） | <0.001 |
| 平均動脈圧〔mmHg〕 | 0.08（0.04-0.11） | <0.001 |
| 蛋白尿 | 2.38（1.62-3.14） | <0.001 |
| 脂質異常症 | −0.94（−2.24-0.36） | 0.2 |
| 心血管疾患（対照：罹患なし） | 0.49（−0.65-1.64） | 0.4 |
| ベースライン時のeGFR（1mL/分/1.73m$^2$ごと） | 0.04（0.03-0.06） | <0.001 |

2004〜2013年にわたって，台湾の大学病院で登録された18歳以上のCKD患者4,600人を10年間追跡する前向きコホート研究を行った．
出典：Tsai CW, et al.: PLoS One, 12: e0173843, 2017.

年齢はもちろんですが，その他の因子として，ベースライン時（観察開始時）のeGFR，蛋白尿，血圧，糖尿病が有意な因子として指摘されています．これらは，ほぼCKD発症リスク因子（p.57，第1部7章）と同一です．

つづいて，日本人CKD患者におけるeGFR低下促進因子を示します．これも結果はほぼ同一です．ベースライン時のeGFR，アルブミン尿，血圧に加えて，BMI，喫煙，血清アルブミン，ヘモグロビンがより弱い進行リスク因子として抽出されています．

第1部 8章／CKDの進行スピード

## ✺ Cox 回帰分析による日本人の CKD 進行リスク因子と相関の強さ（多変量解析）

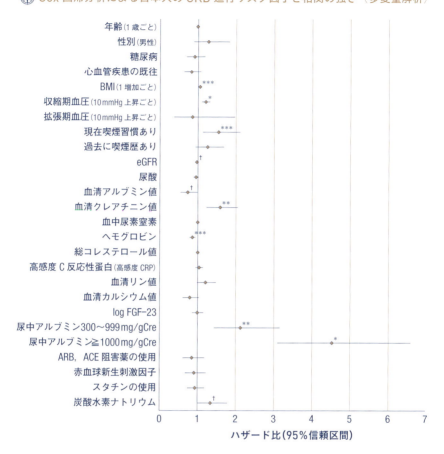

CKD-JAC 研究は，2007 年 4 月〜2013 年 3 月まで，17 医療機関の腎臓内科で治療を受けている日本人 CKD 患者 2,966 人を対象に実施された．主要な適格基準は，20〜75 歳の日本人であること，eGFR が 10〜59 mL/分/1.73 $m^2$ であること，腎代替療法（RRT）を行っていないことであった．また，主要な除外基準は，多嚢胞腎疾患（PKD），HIV 感染，肝硬変，がん，過去 2 年間のがん治療，および腎臓移植とした．本図は 1,331 人のデータを用いた多変量解析の結果より作成した．
＊ $P<0.0001$, ＊＊ $P<0.001$, ＊＊＊ $P<0.01$, † $P<0.05$

[Inaguma D, et al.: Clin Exp Nephrol, 21: 446-456, 2017 を参考に作成]

さて，もう少し基礎的な視点から，eGFR 低下速度に影響する因子に迫った研究を示します．この研究では，心血管疾患がなく，血清クレアチニン（血

清Cr）が1.5mg/dL未満で蛋白尿を呈していない本態性高血圧患者500人を対象に，内皮依存性の血管拡張反応とeGFR低下速度の関係を調査しています．観察開始時の被験者の平均eGFRは約85mL/分/1.73m$^2$で，年間で平均1.5mL/分/1.73m$^2$低下しました．そして，この年間eGFR低下速度は，内皮依存性の血管拡張による前腕血流の増加率と有意に関連していたとのことです．

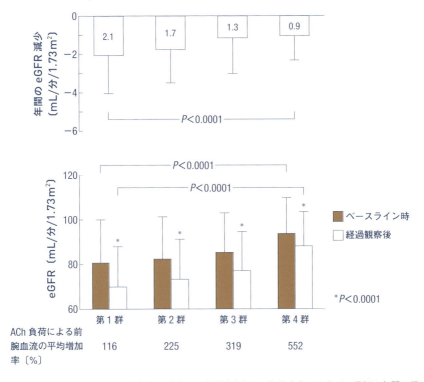

アセチルコリン負荷への反応で層別化した本態性高血圧患者のeGFR値および年間変動

1994～2004年にイタリアの大学病院を受診した本態性高血圧の初診患者500人で，最短2年間の経過観察ののち，解析を行った．患者はアセチルコリン（ACh）負荷による前腕血流（FBF）の増加度のデータより，四分位で4群（第1群～第4群）に分けられた．ACh負荷による反応幅が最も少ない群（第1群）は，ベースラインのeGFRが低く，さらに年間のeGFR低下も最も大きかったため，関連性が示唆された．P値は線形トレンド解析により算出した．

［Perticone F, et al.: Circulation, 122: 379-384, 2010 を一部改変］

この図は，アセチルコリン負荷による前腕血流の増加率から4群に分けた患者群ごとの，年間eGFR低下速度，ベースライン時のeGFR，経過観察後のeGFRを示したものです．内皮依存性の血管拡張反応が低下した患者では，そもそもeGFRが低く，さらに年間eGFR低下速度も速いことがわかります．

　この研究では，単変量解析で年間eGFR低下速度と関連する因子を探索すると，年齢，ベースライン時のeGFR，収縮期血圧，内皮依存性の血管拡張反応が抽出されています．一方，多変量解析では，年齢，収縮期血圧，内皮依存性の血管拡張反応が有意に関連していたとのことです．なお，本研究では蛋白尿を有する患者は除外されています．蛋白尿以外の因子として，年齢，血圧，ベースライン時のeGFR，そして血管拡張反応の減弱をきたすようなライフスタイルが，eGFRの低下を促進すると考えてよいでしょう．

> **Note** eGFR低下速度を決める重要な因子：血圧，蛋白尿，観察開始時点でのeGFR値

### 文献
1) Imai E, et al.: Hypertens Res, 31: 433-441, 2008.

第1部　CKDを識る

# 9章　蛋白尿はなぜ悪い？

　蛋白尿の有無はなぜeGFR低下速度を規定するのでしょう．この古くから存在を知られる「蛋白尿」，実はこの発生メカニズムは十分には解明されていません．複数のメカニズムが存在するだけでなく，病態により多様性に富むことがその解析を難しくしているようです．ここでは，その基本的なメカニズムを説明します．

　素人的発想なら，蛋白尿の成因を問われれば「それは糸球体の濾過フィルターが不良になってタンパク質が漏出するからだろう」と考えます．コーヒーのペーパーフィルターをはじめとする日常生活で見かけるフィルターの劣化から類推される考えかたですが，糸球体においては，ことはそう単純ではありません．まず，このフィルターの構造を見てみましょう．

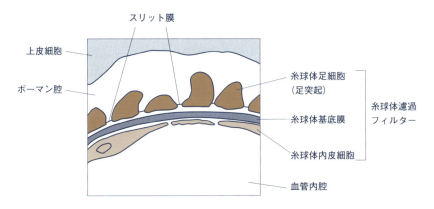

**糸球体の濾過フィルターの模式図**

第1部 9章／蛋白尿はなぜ悪い？

　この模式図は，糸球体にある濾過フィルターの構造を示しています．腎臓にたどり着いた血液は輸入細動脈を通って糸球体内の血管内腔に達し，このフィルターを通して濾過が行われます．このフィルターは内側から，糸球体内皮細胞，糸球体基底膜，糸球体足細胞（ポドサイト）の3層からなる構造をしており，ここにチャージバリアとサイズバリアが存在するとされています．

　糸球体内皮細胞および糸球体基底膜は陰性に荷電している，つまりマイナスの電荷をもっているため，同じく陰性荷電のタンパク質（アルブミンなど）はここを通り抜けにくい（チャージバリアがはたらく）とされています．ただし，糸球体の濾過機能におけるチャージバリアの役割は相対的に小さいと考えられています．むしろ重要なのは，ポドサイト間隙のスリットとよばれる構造で，ここで濾過される物質の大きさを決めています（この機構をサイズバリアとよびます）．免疫グロブリンのような高分子量のタンパク質は，このスリットを通過することができません．一方，低分子量のタンパク質は，濾過機能が正常であってもフィルターを通過し，ボーマン囊内（ボーマン腔）まで到達します．では，健常人では，なぜ蛋白尿が検出されないのでしょうか．

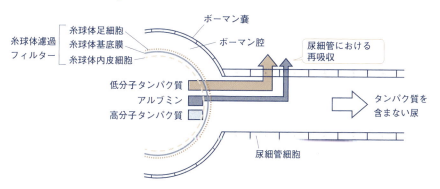

高分子量タンパク質は糸球体濾過フィルター（サイズバリア）を通ることができず血漿内にとどまる．低分子量タンパク質と中間分子量のタンパク質（おもにアルブミン）は血漿からボーマン囊へ移行するが，近位尿細管細胞により再吸収されるため，尿中にタンパク質は排出されない．

［D'Amico G, et al.: Kidney Int, 63: 809-825, 2003 を参考に作成］

この図は健常人における血中タンパク質の濾過と再吸収の様子を模式的に表したものです．低分子量のタンパク質およびアルブミンは，糸球体のフィルターを通過してボーマン嚢内に漏出していますが，そのほとんどが近位尿細管で再吸収されるため，尿からはタンパク質が検出されないと考えられています．思い返せば，脊椎動物がもつ腎臓の原型でさえ，近位尿細管ではアミノ酸の再吸収を行っていました．

　ポドサイトがつくるスリットの構造がサイズバリアとして最も重要とされている以上，ポドサイトが傷害されるほか，脱落して，スリットが破綻すると，ボーマン嚢内には多量のタンパク質が漏出することになります．

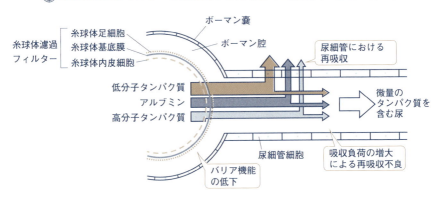

❇ 糸球体濾過フィルターが機能低下した場合の血液蛋白の濾過と再吸収

糸球体濾過フィルターの機能低下により，低分子量タンパク質と中間分子量のタンパク質（おもにアルブミン）のみならず高分子量タンパク質も，血漿からボーマン嚢へ移行する．その結果，タンパク質量が近位尿細管細胞の吸収能を超え，再吸収が不十分となるため，尿中にタンパク質が排出される．
[D'Amico G, et al.: Kidney Int, 63: 809-825, 2003 を参考に作成]

　このとき，ボーマン嚢内に漏出したタンパク質がすべて尿に排出されるわけではなく，健常人と同じように，尿細管で可能な限り再吸収が行われます．ここで尿細管細胞が漏出したタンパク質の大部分を処理できれば，それほど蛋白尿は目立ちません．しかし，この状態が持続すると，尿細管細胞はオーバーワークにより疲弊し，再吸収できるタンパク質量が減少するため，尿蛋白が増

加し始めます.

　ポドサイトの傷害がさらに進行し,サイズバリアが完全に効かなくなれば,高分子量のタンパク質までボーマン嚢に多量に漏出し,原尿に含まれるタンパク質の量が尿細管の再吸収能をはるかにしのぐこととなります.

✳ 糸球体濾過フィルターの破綻がさらに進行した場合の血液蛋白の濾過と再吸収

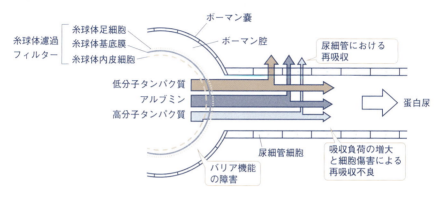

糸球体濾過フィルターの破綻がさらに進行すると,血漿からボーマン嚢へ移行するタンパク質の量は増大する.また,近位尿細管細胞の傷害も進み,再吸収能が低下するため,尿中により多くのタンパク質が排出される.

[D'Amico G, et al.: Kidney Int, 63: 809-825, 2003 を参考に作成]

　このような蛋白尿の成因を知ると,同じCKDであっても蛋白尿のある患者とない患者では,体内で生じている現象が大きく異なるということが実感できるはずです.

　しかし,ことはこれだけで終わりません.再吸収されず,尿細管腔に漏れ出たさまざまなタンパク質は,尿細管細胞に接することになります.血液に含まれるタンパク質,糖,脂質の濃度が変化すれば,それに接した血管内皮細胞が変化するように,それまであまりタンパク質に接したことのなかった尿細管細胞もタンパク質と接することにより大きな影響を受けます.血管内皮における炎症発生と同様,尿細管細胞でも炎症が生じることが知られ,この反応にはさ

まざまな分子が関与するとされています．このように糸球体のフィルター機能の低下は，尿細管障害を引き起こすのです．

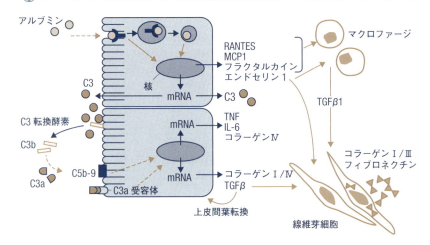

✵ タンパク質の吸収負荷による近位尿細管上皮細胞での炎症発生および線維化

糸球体の濾過フィルターの機能低下により多量のタンパク質が尿細管上皮細胞に到達することで，補体カスケードの活性化などを介して炎症を引き起こし，細胞は傷害される．また，単球・マクロファージから放出されるTGF-βは，線維芽細胞の形成，およびコラーゲン沈着，上皮間葉転換の促進によって線維化に寄与する．

[Abbate M, et al.: J Am Soc Nephrol, 17: 2974-2984, 2006 を一部改変]

このような炎症が持続すれば，やがて尿細管細胞でアポトーシスが観察されるようになります．その結果，尿細管細胞が徐々に脱落し，尿細管の消失につながり，そこに尿細管のない糸球体だけが残されます．尿細管と断絶した糸球体はもちろん本来の機能を果たせず，変性・消失するか，嚢胞となります．結果的に，糸球体のフィルター機能の低下から生じる尿蛋白は，尿細管傷害を通じて，最終的にそのネフロンを消失させます．これは，必要なタンパク質が漏れるようなネフロンなら，生体にとって，いっそない方がよいとする代償機能なのかもしれません．

私たちの頭のなかでは，どうしても糸球体機能と尿細管機能を独立して考え

る傾向があります．その結果，GFR値を糸球体の濾過能だけに基づくものと考えやすく，尿細管機能もまたGFRに影響していることは案外忘れられがちです．

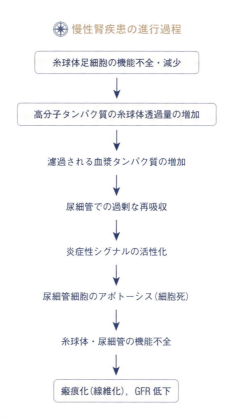

糸球体足細胞の機能不全または減少により生じた尿細管細胞へのタンパク質過負荷は，組織の瘢痕化（線維化）およびGFR低下をもたらし得る．
　　［Ruggenenti P, et al.: J Am Soc Nephrol, 23: 1917-1928, 2012 を一部改変］

　最後に，蛋白尿がどれほどGFRを低下させているのかを実感させる日本人のデータを示します．健康診断を受診した日本人を対象に，血圧および蛋白尿の有無と，その後の2年間のeGFR低下度の相関を調査した研究です．

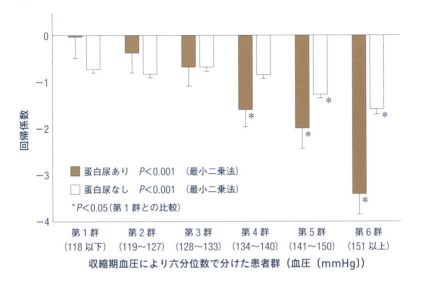

✦ ベースラインの収縮期血圧と蛋白尿による 2 年後の eGFR の変化への影響

データは，性別，年齢，BMI，拡張期血圧，eGFR，尿酸値，HbA1c，中性脂肪（トリグリセリド），LDL-コレステロール，HDL-コレステロール，喫煙，飲酒，およびベースライン時の降圧薬の使用で調整を行った．図中のバーは標準誤差を示す．

[Hirayama A, et al.: Am J Hypertens, 28: 1150-1156, 2015 を一部改変]

　第 1 部 8 章（p.65）で CKD 進行リスク因子としてあげられていたとおり，収縮期血圧が高いほど，eGFR 低下度も大きいことが示されています．さらに同時に，蛋白尿を有する例ではその低下度がいっそう大きくなることがわかるでしょう．高血圧が糸球体傷害を介して eGFR を低下させるだけではなく，蛋白尿も尿細管障害を介して eGFR を低下させるため，両者が相乗的に eGFR 低下をもたらしているのです．

> **Note** 蛋白尿は，それが由来するネフロンを消滅させる．

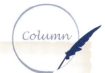

## SGLT2阻害薬

　糖尿病治療薬であるSGLT2阻害薬には，心血管イベント，とくに心不全を減少する効果もあることが報告されています．その作用機序のひとつに，この薬物がもつeGFR低下抑制作用があげられています．

　糖尿病患者を対象としたEMPA-REG試験におけるeGFRの推移を見てみましょう．

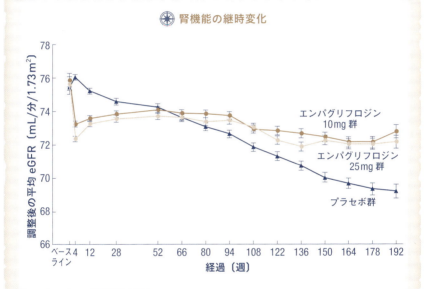

腎機能の継時変化

グラフ中のバーは標準誤差を示す．
[Wanner C, et al.: N Engl J Med, 375: 323-334, 2016を一部改変]

　SGLT2阻害薬であるエンパグリフロジン服用患者では，服用開始直後にeGFRが一過性に低下するものの，その後のeGFR低下が抑制されています．エンパグリフロジンは尿細管細胞に作用する薬物で，糸球体や細動脈には影響しません．それでは，どうして糸球体機能が維持されるので

しょう．そのメカニズムはまだ定かではありませんが，尿細管と糸球体の強い関連性がその背後にあるはずです．エンパグリフロジンが尿細管細胞膜に発現するポンプ（SGLT2）の機能を阻害すると，尿細管細胞が消費するエネルギー量は減少し，余剰分で細胞内代謝を有利に進められるでしょう．このことによって尿細管細胞死が減少すると考えれば，糸球体の温存につながるのも当然かもしれません．ちょうど，心不全に対するβ遮断薬の効果と似ている気がします．

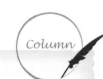

## 蛋白尿と12誘導心電図

　循環器内科医にとって，蛋白尿は案外縁遠い存在です．一方，身近な存在である12誘導心電図所見との関連を調査した報告[1]があるので紹介しましょう．

　高血圧患者を対象とした調査では，32％の患者で微量アルブミン尿が検出されました．このような患者では，微量アルブミン尿のない患者と比較して，ST-T変化を伴う左室肥大所見が多くみられ（32% vs. 14%），QTc間隔が延長していた（0.464秒 vs. 0.428秒）そうです．いずれも，単なる高血圧患者ではみられにくい心電図所見です．このような心電図所見を見たら，心臓の精査以外に，尿蛋白，あるいは尿中アルブミン量をチェックした方がよいかもしれません．

◎ 文　献
1) Busari O, et al.: Cardiol J, 17: 281-287, 2010.

第1部 CKDを識る

# 10章 eGFRが予後を規定する

　21世紀になりまもなく，米国心臓協会（AHA）が公表した内容，それは全死亡・心血管イベントと密接に関連する病態が，CKDだということでした．ここでは，実際にCKDがどの程度，死亡や心血管イベントに影響しているのかを，より詳細に見ていきますが，報告数が非常に多いため，国，人種，調査対象患者の年齢，罹患疾患により，関連性を示す数字自体は非常に多彩となっています．まずは概要を理解するためのキーワードとして，その一部を取り上げます．

## 1　CKD患者では，透析開始より心血管死亡・非心血管死亡が多い

　初めに押さえておかなければならないことは，「腎臓が悪くなれば最終的に透析になる」という一元的な理解がかならずしも正しくないというデータです．古くから腎臓内科が診療対象としてきた慢性糸球体腎炎や糖尿病性腎症に限れば，この一元的理解は正しいのですが，患者数として圧倒的多数を占めるその他のCKDでは事態がまったく異なることを知っておく必要があります．

　CKD患者における，末期腎不全（ESRD．透析療法または腎移植の施行）の発生率と，心血管死亡率および非心血管死亡率の報告を見てみましょう．

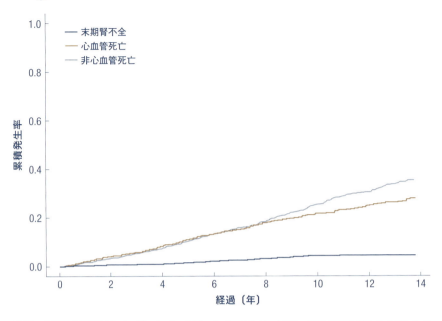

✦ 末期腎不全（腎透析・腎移植），心血管死亡，非心血管死亡の累積発生率

米国の公的医療保険制度（メディケア）のデータベースより，1989～1990年に抽出した5,201人の米国住民，および1992～1993年に抽出した687人のアフリカ系米国人のなかから，65歳以上でeGFR＜60mL/分/1.73m$^2$の1,268人に対して追跡調査を行った．

[Dalrymple LS, et al.: J Gen Intern Med, 26: 379-385, 2011を一部改変]

　この調査では，65歳以上，かつeGFRが60mL/分/1.73m$^2$未満の例を対象に，平均約10年間経過観察したときの転帰を示しています．5％で末期腎不全（ESRD）が生じましたが，それよりずっと多い61％が死亡しています．死因は心血管死亡，非心血管死亡がおよそ半数ずつでした．このグラフは，CKD患者では透析に至る前に死亡が生じやすいことを示しています．死亡が生じなければ，おそらくESRD発生がもっと多くなるはずですが，ESRDと死亡が競合して発生しようとする構図があり，最終的に死亡が先行したわけです．

　これを，「ESRDと死亡が競合している」，あるいは「死亡がESRDの競合

リスクである」とよびます．このグラフはまた，心血管死亡と非心血管死亡が，競合することも示しています．このような競合が生じている患者では，予後を予測する際に，複数のアウトカムを同時に考えることが必要です．CKD患者では，心血管死亡・非心血管死亡，そして，その次に ESRD を考えなければなりません．

## 2 eGFR と蛋白尿は相加的に死亡率を増加させる

CKD の定義は，eGFR と蛋白尿からなりますが，それぞれいずれも死亡率に影響します．

### 全死亡率に eGFR が及ぼす影響

[グラフ：縦軸 死亡率（/1,000 人・年），横軸 eGFR（mL/分/1.73m²）；凡例 80 歳以上／70〜79 歳／60〜69 歳／60 歳未満]

図中のバーは 95%信頼区間を示す．
　　　　　[Muntner P, et al.: Clin J Am Soc Nephrol, 6: 2200-2207, 2011 を一部改変]

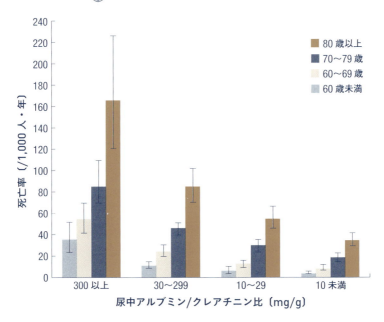

図中のバーは 95% 信頼区間を示す.
[Muntner P, et al.: Clin J Am Soc Nephrol, 6: 2200-2207, 2011 を一部改変]

　これらのグラフは 45 歳以上の一般住民を対象に平均 4.5 年間経過観察した結果です. どの年齢層でも, eGFR, アルブミン尿はそれぞれ独立して死亡率を増加させていることがわかります.

　また, 次ではそれぞれの因子がもつハザード比 (多変量解析) を示します.

### eGFRまたはアルブミン尿と全死亡率に関する年齢別の調整ハザード比（95%信頼区間）

| | 年齢〔歳〕 | | | |
| --- | --- | --- | --- | --- |
| | 45〜59.9 | 60〜69.9 | 70〜79.9 | 80以上 |
| eGFR〔mL/分/1.73m$^2$〕 | | | | |
| 60以上 | 1（対照） | 1（対照） | 1（対照） | 1（対照） |
| 45〜59.9 | 2.5 (1.3-4.6) | 1.7 (1.3-2.3) | 1.1 (0.9-1.3) | 1.3 (1.0-1.7) |
| 45未満 | 3.5 (1.8-6.8) | 2.2 (1.6-3.0) | 1.9 (1.5-2.4) | 1.5 (1.1-2.0) |
| P値（トレンド検定） | <0.01 | <0.01 | <0.01 | <0.01 |
| アルブミン尿〔mg/g〕 | | | | |
| 10未満 | 1（対照） | 1（対照） | 1（対照） | 1（対照） |
| 10〜29.9 | 1.3 (0.9-2.0) | 1.3 (1.02-1.6) | 1.4 (1.2-1.7) | 1.7 (1.3-2.2) |
| 30〜299.9 | 1.5 (0.98-2.4) | 1.8 (1.4-2.3) | 1.5 (1.2-1.9) | 2.0 (1.5-2.7) |
| 300以上 | 2.7 (1.3-5.7) | 2.2 (1.5-3.2) | 2.3 (1.6-3.3) | 3.9 (2.5-6.2) |
| P値（トレンド検定） | <0.01 | <0.01 | <0.01 | <0.01 |

出典：Muntner P, et al.: Clin J Am Soc Nephrol, 6: 2200-2207, 2011.

　eGFRが45mL/分/1.73m$^2$を下回ると，60mL/分/1.73m$^2$以上の人に比べ，死亡率は約2〜3倍になります．同様に，尿中アルブミン量が300mg/gを上回ると尿中アルブミン量が10mg/g未満の人に比べ，死亡率は約2〜3倍上昇しています．

　最近の臨床現場では，さまざまな病態の患者が含まれるeGFRが45mL/分/1.73m$^2$未満をすべて1つの患者群とみなしてしまうことに抵抗があるかもしれません．そこで，このeGFR低下群をさらに丁寧に評価してみましょう．

　次に示すのは，臨床現場でよく遭遇する高齢者に関するデータです．英国の医療機関で登録された，75歳以上の患者（平均年齢80歳）を約7年間経過観察して生存率を調べました．

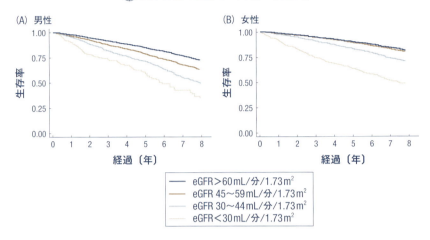

eGFRが60 mL/分/1.73 m² 以上の群と比較して, eGFRが低下するごとに生存率にも低下がみられた. ただし女性においては, eGFRが45 mL/分/1.73 m² 未満に減少するまで, 生存率の変化は小さかった.
[Roderick PJ, et al.: Am J Kidney Dis, 53: 950-960, 2009 を一部改変]

ここでは, 先ほどの報告とあわせ, eGFRが45 mL/分/1.73 m² 未満の患者群に注目してください. 男女ともに, eGFRが30 mL/分/1.73 m² を下回ると, 死亡率が顕著に増加し, 5年死亡率は約50%という高率になっています. 欧米における高齢者に関する調査の報告には, ほぼ一貫性があり, 後期高齢者でeGFRが30 mL/分/1.73 m² を下回ると, 年間死亡率は約10%とされています.

### 3 eGFRが低下すると非心血管死亡・非がん死亡の頻度が無視できないほど多い

eGFR低下に伴う全死亡率の上昇を知ると, 臨床医が真っ先に思い浮かべるのが心血管死亡です. 確かに, 心血管死亡は多いのですが, 予想以上に競合するのが非心血管死亡・非がん死亡で, 頻度としては心血管死亡を凌駕するほどです. 実際に, CKD患者（平均年齢73歳）の登録研究で報告された死因別死亡率を示します.

## ❋ CKD 患者の死亡率と eGFR の関係

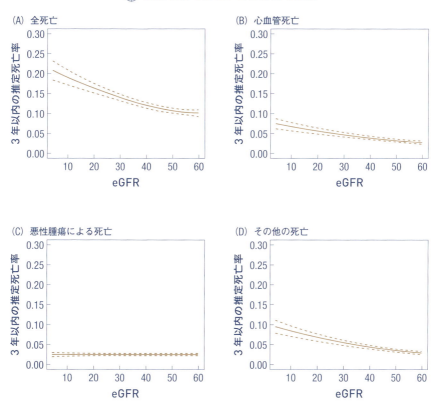

[Navaneethan SD, et al.: J Am Soc Nephrol, 26: 2512-2520, 2015 を一部改変]

　確かに，eGFR 低下に伴う心血管死亡の増加は全死亡増加の一因となっていますが，頻度的には非心血管死亡・非がん死亡（図中では「その他の死亡」）がそれ以上に多く，eGFR 低下による全死亡率増加の傾きを大きくしていることがわかるでしょう．

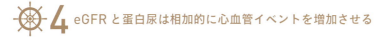 eGFR と蛋白尿は相加的に心血管イベントを増加させる

　つぎに，死亡ではなく，心血管イベントに注目してみましょう．研究ごとの

心血管イベントの定義は不統一で，心筋梗塞，脳卒中以外に，心不全が含まれる研究と含まれない研究がありますが，報告された結果はほぼ一貫性をもってeGFRと蛋白尿が相加的に心血管イベントを増加することを示しています．次に示す図はその典型例のひとつです．

※ 尿中アルブミン排泄量およびGFRと心血管リスクの関係（PREVEND研究）

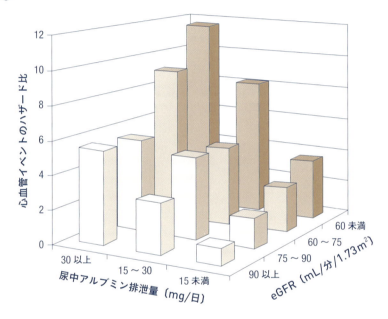

心血管イベントには，急性心筋梗塞，急性および亜急性の虚血性心疾患，冠動脈バイパス術または経皮冠動脈形成，くも膜下出血，脳内出血，脳動脈の狭窄・閉塞に対するバイパス術または経皮的血管形成術を含む．

[Brantsma AH, et al.（PREVEND Study Group）：Nephrol Dial Transplant, 23: 3851-3858, 2008を一部改変]

オランダ住民を対象としたPREVEND研究では，心血管イベントに心不全を含んでいませんが，eGFRと蛋白尿（アルブミン尿）が相加的に心血管イベントの増加に関連していることが示されています．

## 5 eGFR低下は心血管イベントごとに異なる影響をもつ

さて,「心血管イベント」は,さまざまなイベントを十把一絡げにしたものです.このなかには,心筋梗塞,脳卒中,心不全などが含まれますが,eGFR低下はそれらの疾患を同じように増加させるわけではありません.

米国で行われたARIC研究では,52〜75歳の一般人口を対象に約11年間追跡調査を行い,eGFR別に心血管イベントの内容を検討しています.

### eGFRと年齢が心血管イベント発生率に与える影響

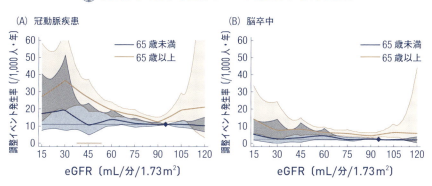
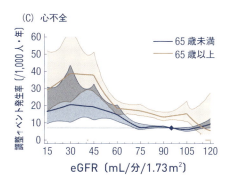

色をつけた範囲は95%信用区間,◆は基準値(eGFR=95mL/分/1.73m$^2$)を示す.
[Hui X, et al.: Am J Kidney Dis, 62: 691-702, 2013 を一部改変]

## ❋ アルブミン尿と年齢が心血管イベント発生率に与える影響

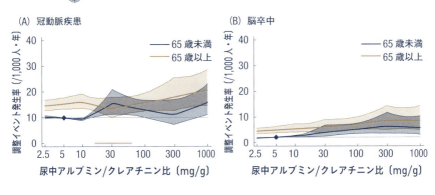
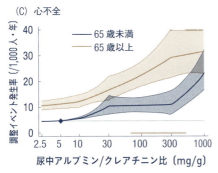

色をつけた範囲は95％信用区間，◆は基準値（尿中アルブミン/クレアチニン比＝5mg/g）を示す．
[Hui X, et al.: Am J Kidney Dis, 62: 691-702, 2013 を一部改変]

　65歳以上に注目すると，eGFR低下に従ってイベント発生率が増加する傾き（相関の強さ）は，脳卒中＜冠動脈疾患＜心不全の順序で高くなり，発生頻度もこの順序で高くなっています．アルブミン尿が心血管イベントに及ぼす影響も，同じ順序です．おしなべて解釈すれば，CKDが進行した患者では心血管イベントが増加しますが，そのなかでも，まず心不全，そして，冠動脈疾患，脳卒中の順に注意することが必要でしょう．

　さて，CKDは，なぜこのように死亡や心血管イベントを引き起こしやすくするのでしょう．私の見かたでは，"「自分の海」が汚れたまま生きていかざる

を得ないから"なのですが，科学的には次のようなフローチャートで説明されています．

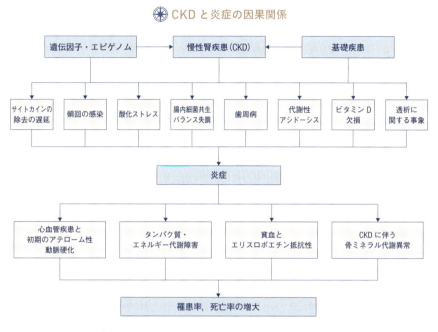

[Akchurin OM and Kaskel F: Blood Purif, 39: 84-92, 2015 を一部改変]

　最後に，日本人におけるデータを2つ示します．報告数が多くなく，数字の再現性という点ではまだ未知数ですが，傾向は海外の成績と変わりません．1つめは茨城県の健康診断受診者を対象に，eGFR別に心血管死亡率と非心血管死亡率を調査しています．

　1つめの報告からは，eGFRが30 mL/分/1.73 $m^2$ を下回ると年間死亡率がきわめて高く，その死因の内訳として，非心血管死亡が心血管死亡を上回っていることがよくわかります．2つめの報告は，約3,000人のCKD患者を登録したCKD-JAC Studyからのもので，心血管イベントの詳細が述べられています．

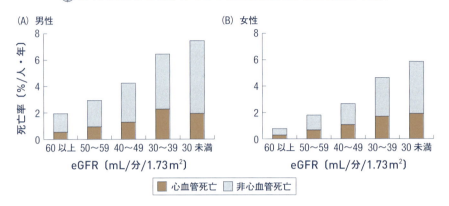

◉ 日本人における eGFR ごとの心血管死亡と非心血管死亡の割合

[Nagai K, et al.: PLoS One, 11: e0156792, 2016 を一部改変]

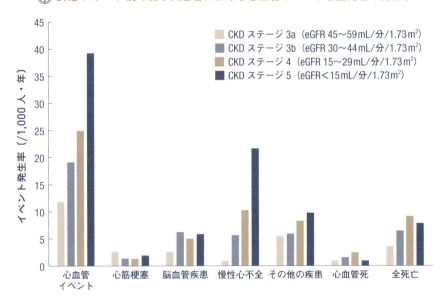

◉ CKD ステージ別の日本人患者における心血管イベントと全死亡の発生率

2,966 人の CKD 患者に対して 4 年以上経過観察を行い，そのあいだの心血管イベントおよび全死亡の発生を調査した．その他の疾患には，狭心症，突然死，不整脈，慢性的な閉塞性動脈硬化症，大動脈解離を含む．

[Tanaka K, et al. (CKD-JAC Investigators): Kidney Int, 91: 227-234, 2017 を一部改変]

この研究では全死亡率が他の研究に比べ著しく低くなっていますが，eGFR低下に従い，心不全イベントが最も顕著に増加することが一目瞭然です．

> **Note** eGFR，尿蛋白が予想する将来は，臨床医の道しるべになる．

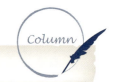

## eGFRが高かったら…

第1部10章ではeGFRが低い場合の予後について述べましたが，では，eGFRが年齢のわりに高い場合は予後がよいのでしょうか．eGFRが高すぎる患者の予後を提示しておきます．

### ✺ eGFRと全死亡率の関係

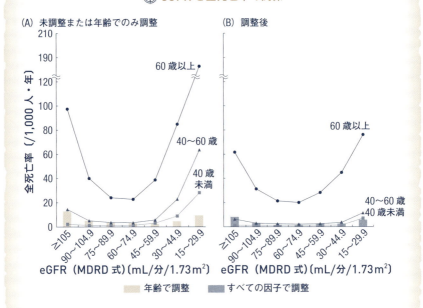

カナダのデータベースを使用して，尿検査を行いeGFRが算出できた920,985人を調査した．データは，年齢，性別，糖尿病，高血圧，社会経済的状況，がんの既往，脳血管疾患，うっ血性心不全，慢性肺疾患，認知症，末梢神経障害のある糖尿病，慢性合併症のない糖尿病，エイズ・HIV感染，転移性腫瘍，心筋梗塞，軽度肝疾患，中程度または重度肝疾患，麻痺，消化性潰瘍，末梢血管疾患，またはリウマチ性疾患の有無で調整を行った．

[Tonelli M, et al.: Kidney Int, 80: 1306-1314, 2011 を一部改変]

左のグラフは年齢のみで調整後，右は患者背景因子補正後の全死亡率を示したものです．eGFR がおよそ 100 mL/分/1.73 m$^2$ を超えると，死亡率が上昇しているように見えます．よく観察すると，この上昇は 60 歳以上で顕著で，40 歳未満では死亡率は上昇していません．奇異に感じるグラフですが，ここには，高齢者で筋肉減少があると，筋肉で生成されるクレアチニン量が減少するため，血清クレアチニン（血清 Cr）値が低くなり，計算上 eGFR が高くなるという推算式がもつ限界が隠されています．実際に，このような見かけ上の eGFR が高い患者は，血清 Cr 低値，低 BMI，尿酸低値，高い COPD 罹患率など，消耗性疾患を基礎に有する患者背景であることが多いとされています[1]．高齢者で高い eGFR を見かけたら，要注意です．

● 文 献
1) Altay S, et al.: BMC Nephrol, 15: 160, 2014.

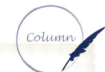

## CKD はフレイルと関連する

　CKD 患者は，心血管イベントに加え，フレイルの発生頻度も高いことが知られています．また，心血管イベントの致死率はフレイルの有無に影響を受けるため，CKD 患者では心血管イベントによる致死率は相対的に高くなります．

　実際に，一般住民を対象にした登録研究である ARIC 研究（2011～2013年の第 5 回検診に参加した 4,987 人の高齢者のデータ）では，eGFR，尿中アルブミン量と，フレイル頻度の関係が報告されています．

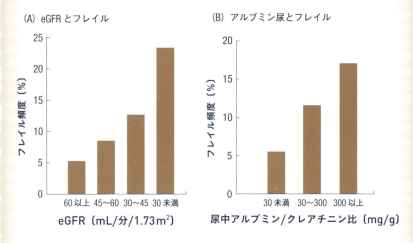

[Ballew SH, et al.: Am J Kidney Dis, 69: 228-236, 2017 を一部改変]

　日本からは，eGFR が低下するほど，介護保険における要介護申請が増加することも報告されています[1]．このような現象のメカニズムとして，CKD に伴う筋肉減少，炎症性サイトカイン増加，糖尿病，高血圧，心疾患などの基礎疾患などが考えられています．なお，フレイル患者では，筋肉量の減少により血清クレアチニン値による eGFR が不正確となりやすいようです（p.96，コラム参照）．したがって，フレイル患者では，筋肉量に影響を受けないシスタチン C による eGFR 推定が望ましいと考えられています．

### 文 献
1) Yamada M, et al.: Arch Gerontol Geriatr, 57: 328-332, 2013.

第1部 CKDを識る

# 11章 eGFR低下速度が予後を規定する

　eGFR値が患者予後と密接に関連するように，eGFRの変化速度も患者予後と，負けるとも劣らない関連性をもつことが知られています．たとえてみれば，自動車事故の発生率が，自動車の運転速度そのものだけでなく，その加速度にも影響を受けているようなものかもしれません．eGFR低下速度と患者予後が関連するという報告も多く，ここではそのエッセンスをまとめます．

## 1 eGFR低下速度は生命予後悪化の指標である

　eGFR低下速度が速いほど生命予後が悪化するというのは，当然予想できることです．2004～2009年に米国北東部で医療機関を受診したCKD患者を対象として平均3.4年経過観察を行った報告から，年間eGFR低下速度と死亡率の関係を示します．

　次のグラフを見てください．

❋ 維持透析期ではないCKD患者のeGFR変化量と死亡率の関係

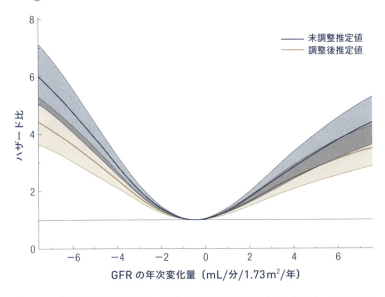

データは，経過観察開始時の年齢，性別，人種，喫煙歴，高血圧，心不全，末梢血管疾患，チャールソン併存疾患指数，認知症のほか，観察開始時の薬物治療（β遮断薬，ループ利尿薬，アルドステロン拮抗薬，酢酸カルシウム，インスリン，クマジンまたはアスピリン），収縮期・拡張期血圧，蛋白尿，コレステロール値，eGFR，および経過観察中の急性腎障害やBMIの変化の有無と観察開始時の血清アルブミン値によって調整された．色をつけた領域は95％信頼区間を示す．

［Perkins RM, et al.: Clin J Am Soc Nephrol, 6: 1879-1886, 2011 を一部改変］

年間でeGFRがどれぐらい低下すると死亡リスク上昇に有意に関連するかという閾値については，年間−5mL/分/1.73m$^2$とするものが多いようです．実際にこの報告でも，−5mL/分/1.73m$^2$を上回る低下速度であれば，少なくとも2倍以上の死亡リスクとなっています．

## 2 eGFR 増加速度も生命予後悪化の指標である

先ほどの eGFR 変化量と死亡率のグラフを見て，おかしいと感じた人がいるかもしれません．それは，eGFR が増加した例でも死亡リスクが増加している点です．しかし，これは真実で，すべての報告が一貫して，eGFR 増加速度が大きければ大きいほど死亡リスクは高まるとしています．

この eGFR 増加は，腎機能の改善を表すものではなく，多くの場合，推算に使用する血清クレアチニン（血清 Cr）値の異常な低下による見かけ上の eGFR 増加だからです．第1部8章で示した，年間 eGFR 減少速度の分布 (p.67) を改めて見てみましょう．約 1/3 以上の患者では，eGFR が1年間で増加したことになっています．加齢によってネフロン数は減少するので，科学的に考えれば，自然にはあり得ない結果です．eGFR を算出するのではなく，直接 GFR を計測した研究では，GFR が改善する CKD 患者は全体の 15% にすぎず，その改善度もせいぜい年間 $1.9\,\mathrm{mL/分/1.73m^2}$ 程度であったとされています[1]．

つまり，eGFR が増加している患者層には，eGFR 算出法の限界による見かけ上の増加によるものが多く含まれているのです．このような患者は，eGFR が高すぎる患者（p.96, コラム参照）と同様，なんらかの慢性消耗性疾患が存在することが考えられ，その結果として死亡リスクが上昇します．

## 3 eGFR 低下速度と eGFR 値は車の両輪

eGFR 値が患者予後に関連し，eGFR 低下速度も患者予後に関連するなら，どちらがより重要なのかという疑問が湧いてきますが，その答えは「両者」です．これについて調査したメタ解析の結果を示します．

## 現在の eGFR および eGFR の変化量と死亡率

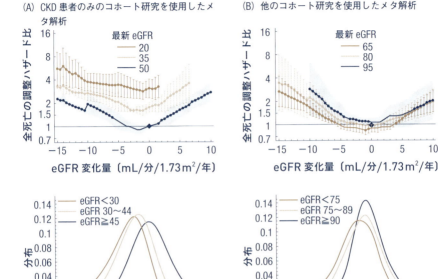

ハザード比の基準値は eGFR の変化量が年間 0 mL/分/1.73 m² の患者群とした（グラフ中の◆印）．また，ハザード比は，年齢，性別，人種，収縮期血圧，総コレステロール，糖尿病，心血管疾患の既往，eGFR で調節された．図中のバーは 95％信頼区間を示す．

[Naimark DM, et al. （CKD Prognosis Consortium）: J Am Soc Nephrol, 27: 2456-2466, 2016 を一部改変]

　図中の右（B）は CKD 以外の患者コホート，左（A）は CKD 患者コホートを対象とした研究です．下段には，eGFR 別に年間 eGFR 低下速度の分布が示されています．まず，右上に注目しましょう．CKD でない患者（eGFR>60 mL/分/1.73 m²）では，eGFR 値そのものはそれほど患者の死亡リスクに関連しませんが，eGFR 低下速度の上昇は患者死亡リスクを明らかに増加させています．一方，左上のグラフに注目すると，CKD 患者では eGFR 値そのものが死亡リスクに大きく関連していると同時に，eGFR 低下速度もそれに上乗せするように死亡リスクを増加させています．この結果，たとえば eGFR が 35 mL/

分/1.73m² で、年間 eGFR 低下速度が－1mL/分/1.73m² の患者は、eGFR が 50mL/分/1.73m² で、年間 eGFR 低下速度が－10mL/分/1.73m² の患者より、予後がよいことになります。eGFR も、年間 eGFR 低下速度も、いずれも同じように重要なのです。

## 4　eGFR 低下速度は心血管イベントごとに影響が異なる

これは eGFR がもつ心血管イベントとの関連性の延長線上にある事実です。eGFR 低下速度のもつ意味は、脳卒中＜心筋梗塞＜心不全の順序で大きくなります。心血管疾患の既往を有する約 48 万人もの患者を経過観察したデータを示します。

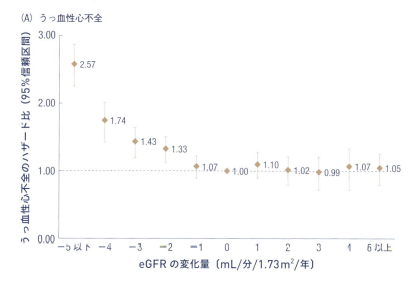

eGFR の年間変化量と心血管イベントのリスク

## ❋ eGFR の年間変化量と心血管イベントのリスク（つづき）

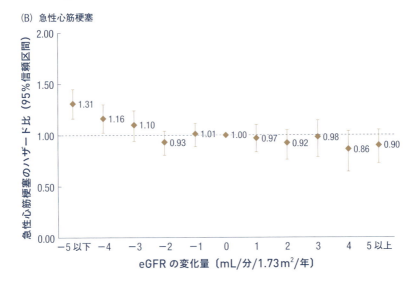

(B) 急性心筋梗塞

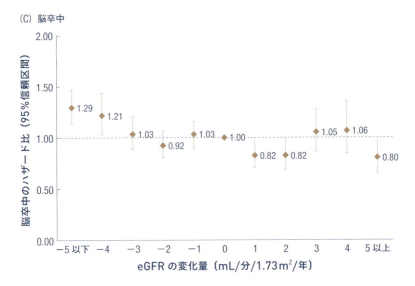

(C) 脳卒中

データは，年齢，性別，民族，糖尿病，高血圧，社会経済的状況，腎機能，蛋白尿と併存疾患の既往で調整された．

[Turin TC, et al.: Int J Cardiol, 202: 657-665, 2016 を一部改変]

## 5 尿中アルブミン量の減少は ESRD 発生率を減少させるが，死亡率にはあまり影響しない

eGFR と同様に，尿蛋白の量も時間とともに変化することでしょう．この変化度と患者予後に関する報告はあまり多くはありませんが，そのひとつを示します．

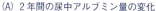

尿中アルブミン量の変化と腎疾患の重症化および死亡のリスク

(A) 2年間の尿中アルブミン量の変化

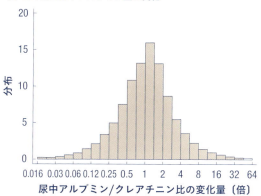

(B) 末期腎疾患リスク

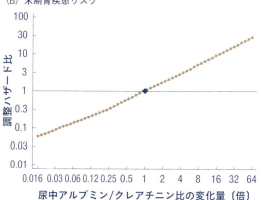

### ✺ 尿中アルブミン量の変化と腎疾患の重症化および死亡のリスク（つづき）

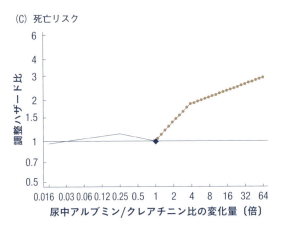

[Carrero JJ, et al.: Kidney Int, 91: 244-251, 2017 を一部改変]

　この研究は，一般成人を対象として，尿中アルブミン量〔mg/gCr〕を継時的に測定し．2年間の尿中アルブミンの変化と予後の関係を調査したものです．尿中アルブミン変化率ごとの分布が(A)に示されていますが，増加する患者と減少する患者がほぼ半数ずつです．また，尿中アルブミン量が増加すると，死亡リスク，末期腎不全（ESRD）発生リスクともに上昇しています．一方，尿中アルブミン量が減少した患者では，ESRD発生リスクは低下していますが，死亡リスクの低下は目立ちません．この傾向は，併存疾患やeGFR低下速度で補正しても，同様の結果が得られることが確認されています．

> **Note**　患者の予後は，1点で計測されたeGFR値ばかりでなく，その推移に大きく影響されている．

#### ✺ 文　献
1) Weis L, et al. (NephroTest Study Group): PLoS One, 8: e81835, 2013.

## 各患者でeGFRの変化を把握する難しさ

各患者で eGFR 値を計測することは比較的容易ですが，eGFR 低下速度を把握することは，測定ポイントが少ないと難しく感じます．それは，環境の変化により，eGFR が日々変動しているためです．この変動は，多数の患者を集めた場合にはホワイトノイズとなり，第1部11章で示したような綺麗なデータとして抽出されますが，患者個別のデータでは誤差として強調されます．たとえば，Caravaca-Fontán らの報告[1]では，患者個別のデータでは eGFR の低下が線形にフィットできないことが多いとして，次に示すようないくつものパターンを示しています．

### CKD の進行に伴う GFR の変化パターン例

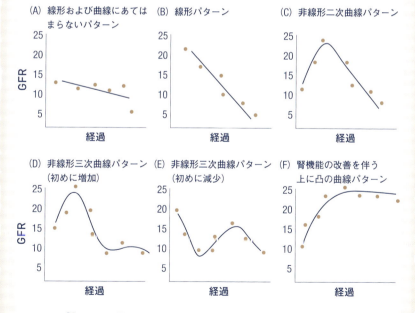

[Caravaca-Fontán F, et al.: Clin Kidney J, 11: 246-253, 2018 を一部改変]

あるいは，Al-Alyらは，線形にフィットできない変動部分が大きいほど患者予後が悪いことを報告しています[2]．人間はさまざまな環境変化のなかで生き，外部環境によって体内の状態も変動しています．もし，腎臓に十分な余力（reserve）があれば，eGFR変動も小さくなりますが，reserveがなければ予想外のeGFR変動をきたしてしまうということなのでしょう．したがって，臨床現場で個別患者のeGFR低下速度を正確に評価したいと考える場合，少なくとも1年に4回以上のeGFR測定が必要だと感じています．また，eGFRの変動が大きな患者も要注意です．

### 文 献
1) Caravaca-Fontán F, et al.: Clin Kidney J, 11: 246-253, 2018.
2) Al-Aly Z, et al.: Kidney Int, 82: 1208-1214, 2012.

第1部　CKDを識る

# 12章 CKDの進行予防

　「加齢によるネフロン数の減少を基礎として，生活習慣あるいは基礎心血管疾患の有無によって増幅するCKD重症度」，そして「"自分の海"が汚れてしまうCKDによって悪化する予後」というイメージが頭のなかにできあがると，このCKDの自然な進行を何とか抑制できないだろうか，あるいは改善できないだろうかと誰もが願うことでしょう．しかし，このCKDには，加齢や遺伝など，私たちがなかなか修飾できない要素が深くかかわっているというのが事実です．また，修飾が可能な最も重要な因子である生活習慣は，患者個別に異なるばかりか，変更するには患者の協力と忍耐を必要とするもので，コメディカルなどの積極的な働きかけがなければ医師だけではなかなかその管理は難しいというのも現実です．

　歴史的に，これまでいくつもCKDの進行を抑制するための研究が継続されてきていますが，どの介入方法も決定打に欠けるというのが，循環器内科医である自分のもつ印象です．それでも，何も知らないより，何かを少しでも知っている方が，ずっとましでしょう．

　2018年に日本腎臓学会より，CKDの診療ガイドラインがあらたに公表されました[1]．非専門医にも理解しやすく，CKD診療に関するこれまでのメタ解析などの結果と腎臓専門医による現在のコンセンサスがよくまとめられています．一度，このガイドラインにある「CQとステートメントのまとめ」に目を通すことをお勧めします．わずか10ページですので，時間もそれほどかかりません．

非専門医がCKDの進行予防を語ることはできませんが，ここでは，私が診療現場で念頭に置いていることを，このガイドラインからの抜粋も含めて記したいと思います．しかし，頭にあることをいつも実行できているかと問われるとはなはだ自信がありません．考えていることと，実行できることに，いつも乖離があります．

1) **可能な限り，現在保有する疾患の管理を厳格に行う**
　「言うは易し，行うは難し」です．しかし，CKDの基本に動脈硬化がある以上，動脈硬化の進行予防は長い意味でCKDの進行を抑制してくれるでしょう．

2) **非専門医はタンパク質摂取制限にかかわらない方がよいだろう**
　ガイドラインでは，「CKDの進行を抑制するためにたんぱく質摂取量を制限することを推奨する．ただし，画一的な指導は不適切であり，個々の患者の病態やリスク，アドヒアランスなどを総合的に判断し，腎臓専門医と管理栄養士を含む医療チームの管理の下で行うことが望ましい」と書かれています．たしかに，CKD増悪の原因のひとつである蛋白尿を減少させたいのですが，非専門医では「画一的な指導」になりがちです．また，後期高齢者では，フレイル予防の一環として栄養摂取が重要であり，タンパク質摂取量の管理をしようと考えても，CKD進行予防とフレイル予防のはざまに挟まれてしまう可能性があります．尿蛋白が多い患者では，腎臓専門医に紹介するのが適切でしょう．

3) **減塩を指導する**
　これは，CKD患者に関する指導というより，国民全体に指導してよい内容です．ただ，指導も難しければ，患者の実行に結びつけることもきわめて厳しい課題です．ガイドラインには，「CKD患者において高血圧・尿蛋白の抑制とCVDの予防のため，6g/日未満の食塩摂取制限を推奨する．ただし，過度の減塩は害となる可能性があるため，3gをめやすとして個々の症例に応じて下限を設定する」と書かれています．

## 4）血圧管理に目を配る

 eGFR 低下速度の決定因子が血圧なので，これも当たり前のことかもしれません．蛋白尿があれば 130/80mmHg 未満に，蛋白尿がなければ 140/90mmHg 未満でよしとするか…，が私の感覚です．

 ちなみに，75歳以上に対する降圧治療に関して，ガイドラインでは，「150/90mmHg 未満に血圧を維持することを推奨する．起立性低血圧などの有害事象がなく，忍容性があると判断されれば，140/90mmHg 未満に血圧を維持することを推奨する．収縮期血圧 110mmHg 未満への降圧による有益性は示されておらず，収縮期血圧 110mmHg 未満へは降圧しないよう提案する」と書かれ，次のような表が提示されています．

### ✹ CKD 患者への降圧療法

| | | 75 歳未満 | 75 歳以上 |
|---|---|---|---|
| 糖尿病（−） | 蛋白尿（−） | 140/90mmHg 未満 | 150/90mmHg 未満 |
| | 蛋白尿（＋） | 130/80mmHg 未満 | 150/90mmHg 未満 |
| 糖尿病（＋） | | 130/80mmHg 未満 | 150/90mmHg 未満 |

・75歳未満では，CKD ステージを問わず，糖尿病および蛋白尿の有無により降圧基準を定めた．
・蛋白尿については，軽度尿蛋白（0.15g/gCr）以上を「蛋白尿あり」と判定する．
・75歳以上では，起立性低血圧や AKI などの有害事象がなければ，140/90mmHg 未満への降圧を目指す．

出典：日本腎臓学会 編：エビデンスに基づく CKD 診療ガイドライン 2018，p.24，東京医学社，2018．

## 5）降圧薬は，蛋白尿があれば RAS 阻害薬優先，高齢なら Ca 拮抗薬優先

 降圧薬については，さまざまな場所で討論されていると思いますが，基本的に単剤でコントロールできることは少なく，どの薬剤を使用するかよりも血圧そのものが重要だと思っています．ガイドラインには，次のような表が掲げられています．

## ✵ CKD 患者への推奨降圧薬

| CKD ステージ | | 75 歳未満 | | 75 歳以上 |
|---|---|---|---|---|
| | | 糖尿病,非糖尿病で蛋白尿（＋） | 非糖尿病で蛋白尿（－） | |
| G1〜3 | 第一選択薬 | ACE 阻害薬, ARB | ACE 阻害薬, ARB, Ca 拮抗薬, サイアザイド系利尿薬［体液貯留］から選択 | 75 歳未満と同様 |
| | 第二選択薬（併用薬） | Ca 拮抗薬［CVD ハイリスク］, サイアザイド系利尿薬［体液貯留］ | | |
| G4, 5 | 第一選択薬 | ACE 阻害薬, ARB | ACE 阻害薬, ARB, Ca 拮抗薬, 長時間作用型ループ利尿薬［体液貯留］から選択 | Ca 拮抗薬 |
| | 第二選択薬（併用薬） | Ca 拮抗薬［CVD ハイリスク］, 長時間作用型ループ利尿薬［体液貯留］ | | |

- 軽度尿蛋白（0.15g/gCr）以上を「蛋白尿（＋）」と判定
- 糖尿病，非糖尿病で蛋白尿（＋）の第三選択薬（2 剤目の併用薬）として，利尿薬または Ca 拮抗薬を考慮する．
- 非糖尿病で蛋白尿（－）の併用薬は，ACE 阻害薬と ARB の併用を除く 2 剤または 3 剤を組み合わせる．
- ステージ G4, 5 での ACE 阻害薬，ARB 投与は少量から開始し，腎機能悪化や高 K 血症などの副作用出現時は，速やかな減量・中止または Ca 拮抗薬への変更を推奨する．
- 75 歳以上のステージ G4, 5 で Ca 拮抗薬のみで降圧不十分な場合は，副作用に十分注意しながらACE 阻害薬，ARB，利尿薬を併用する．

出典：日本腎臓学会 編：エビデンスに基づく CKD 診療ガイドライン 2018, p.28, 東京医学社, 2018.

> **Note** 一度は CKD 診療ガイドラインに目を通してみよう．

### ✵ 文 献
1) 日本腎臓学会 編：エビデンスに基づく CKD 診療ガイドライン 2018, 東京医学社, 2018.

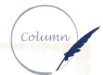

## 飲水量と腎機能

「腎臓の保護には，脱水予防．だから水をきちんと飲むようにしましょう」という言葉を聞いたことはありませんか．たしかに，脱水によって腎血流量が減少すれば，GFRは低下するので，さもありなんと思います．これを，一般住民を対象に検討した報告があるので，紹介しましょう．この研究では，飲水量を測定することが難しいため，ある1日の尿量を指標にしています．1日の尿量が多い人は，相対的に1日の飲水量が多いような生活習慣であろうという想定です．

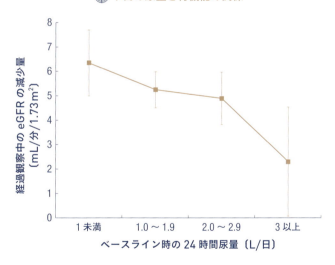

1日の尿量と腎機能の関係

O-157 およびカンピロバクターで汚染された水への曝露からの長期的な健康後遺症を評価する前向きコホート研究として，2002〜2008年にカナダで集計された2,148人のデータを使用した．追跡期間の中央値は5.7年．

[Clark WF, et al.: Clin J Am Soc Nephrol, 6: 2634-2641, 2011 を一部改変]

約2,200人を対象として解析した結果，全体の平均年間eGFR低下量は約1%（約1mL/分/1.73m²弱）でしたが，5%以上もの低下を示した住民が約10%存在したとのことです．さて，課題であった1日尿量と年間eGFR低下度の関係はどうだったかというと，予想どおりでした．

　もちろんこれは介入試験ではないので，この結果だけで積極的に水をたくさん飲もうということにはなりませんが，飲水は腎臓を保護するという一般的に信じられている事実がおそらく正しいだろうということを示しているようです．

循環器内科医の
CKD冒険記

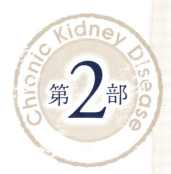
第2部
Chronic Kidney Disease

# 心房細動とCKDの絆

第2部 心房細動とCKDの絆

# 1章 CKDが心房細動を発症させる

　ここからは，慢性腎臓病（CKD）というコンセプトを知ったうえで，あらためて心房細動診療を見つめ直していきたいと思います．これまで，CKDとさまざまな心血管イベントの関係が報告されてきました．しかし，CKDと心房細動発症の関連については，初めて報告された時期もそれほど古くなく，その報告数もまだ多くありません．そのなかで，最も説得力の大きい研究結果を示しましょう．

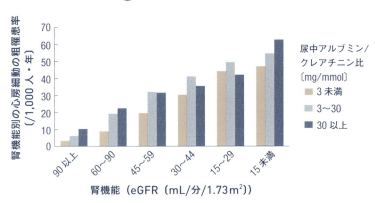

腎機能と心房細動発症率

KDIGO の CKD 重症度分類に即して，尿中アルブミン/クレアチニン比および eGFR ごとの心房細動の発症率を示した．
[Molnar AO, et al.: J Am Heart Assoc, 6: e005685, 2017 を一部改変]

　これはカナダのオンタリオ州の健康保険データベースから得られた結果です．eGFR の低下，尿中アルブミン/クレアチニン比の増加に伴って，心房細動の新規発生率が増加していることがわかります．心房細動発症も，他の心血

管イベントと同様に，腎機能と密接に関連しているわけです．さらに細かく見ていくと，尿中アルブミン/クレアチニン比と心房細動発症率の相関は，eGFRが低下すると弱まることが見てとれます．実際にこの報告では，eGFRが保持された例における尿中アルブミン/クレアチニン比の重要性を喚起しています．次のグラフを見てみましょう．

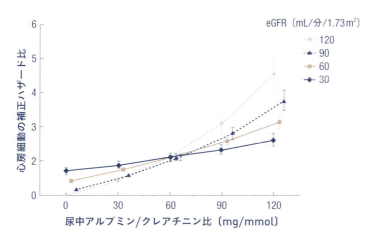

eGFR および尿中アルブミン/クレアチニン比別の心房細動発症率

データは，糖尿病，高血圧，慢性閉塞性肺疾患，冠動脈疾患，心筋梗塞，脳卒中・一過性脳虚血発作，出血イベント，うっ血性心不全，末梢血管疾患，冠動脈バイパス術の既往の有無で調整された．

[Molnar AO, et al.: J Am Heart Assoc, 6: e005685, 2017 を一部改変]

eGFR が，90 mL/分/1.73 m$^2$ や，120 mL/分/1.73 m$^2$ のように，良好に保たれている例ほど，尿中アルブミン/クレアチニン比の上昇が急峻に心房細動発症のハザード比を増加させています．これまで私自身の日常臨床では，尿中アルブミン/クレアチニン比を測定することはまれでしたが，今後は注意していかなければならない指標かもしれません．

さて，このように CKD が心房細動発生のリスク因子であるならば，心房細動患者の多くが CKD であるように思えてしまいます．しかし，実際の臨床現

場ではそれほどの実感はないでしょう．そこで，日本の代表的な心房細動患者登録研究（J-RHYTHM Registry, Fushimi AF Registry）のデータより，あらためて心房細動患者における腎機能の分布を見ておきます．残念ながら，両者ともにeGFRではなく，クレアチニンクリアランス（CCr）の分布が報告されていますが，参考になるはずです．

**❇ 心房細動患者における腎機能の分布**

| クレアチニンクリアランス（CCr）(mL/分) | J-RHYTHM Registryの心房細動患者 (%) | Fushimi AF Registryの心房細動患者 (%) |
| --- | --- | --- |
| 30未満 | 4.2 | 10.6 |
| 30〜49.9 | 19.8 | 26.4 |
| 50以上 | 74.2 | 63.1 |

[Kodani E, et al.（J-RHYTHM Registry Investigators）: Eur Heart J Qual Care Clin Outcomes, 4: 59-68, 2018; Abe M, et al.: Am J Cardiol, 119: 1229-1237, 2017を一部改変]

さて，このグラフを見て，何を感じるでしょう．見る人によってさまざまかもしれませんが，ここでは2つの疑問を提示します．

1）「CKDが心房細動を発症させる」というわりには，心房細動患者の腎機能分布はそれほど悪くないように見えるが…

確かに，前出の2つの登録研究ともに，CCrが50 mL/分を超える患者が過半数で，CKDが背景となり心房細動を発症させていることを感じさせにくい

結果です．この一見矛盾する結果は，日本人全体における腎機能や蛋白尿の分布と比較すれば，理にかなったものととらえることができます．「CKD 診療ガイド 2012」[1] から，特定健診受診者における腎機能重症度の分布を見てみましょう．

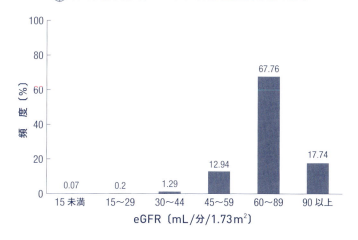

特定健診受診者における CKD 重症度分類の分布

日本腎臓学会 編：CKD 診療ガイド 2012, p. 9, 東京医学社，2012 をもとに筆者作成．

特定健診受診者では，eGFR が 60 mL/分/1.73 m$^2$ 以上の患者が全体の約 85％を占め，45〜59 mL/分/1.73 m$^2$ が約 13％であり，それ未満の患者は 2％未満にしかすぎません．この健診受診者における eGFR 分布を頭に入れて，さきほどの心房細動患者の腎機能分布をあらためて見なおすと，心房細動患者では相対的に腎機能が低下した患者が多くなっていることがわかるはずです．

加えて，今後はますます日本人全体が高齢化し，高齢化に伴って CKD 患者が増加するため，将来的に心房細動患者の腎機能分布は低下方向（グラフでは左）にシフトし，低腎機能の心房細動患者が今より増加することは確実です．

## 2）J-RHYTHM Registry と Fushimi AF Registry で腎機能分布が異なるのはなぜだろう

　J-RHYTHM Registry では，CCr が 50 mL/分未満の患者は 24％にしかすぎませんが，Fushimi AF Registry では 37％にも及んでいます．これは，おそらく登録された患者の受診先の多様性がもたらしたものでしょう．J-RHYTHM Registry は，おもに不整脈を専門とする医師が患者登録を行った観察研究であり，不整脈を主訴として専門医に受診した患者が多く登録されているはずです．対して，Fushimi AF Registry は，特定地域内の医療機関が複数参加し，一般医家ならびに病院循環器内科医師が患者登録を行った観察研究であり，除外条件はなく，心電図上で心房細動を認められたさまざまな患者のデータが集められています．

　相対的に，不整脈専門医が診る機会の多い，心房細動をおもな訴えとする患者には，年齢が若く，腎機能はより正常な患者が多くなります．一方で，同じ循環器内科の患者であっても，心不全に伴って心房細動を生じた患者は，より高齢であり，腎機能低下例が含まれる割合が高くなります．さらに，一般医家が診る患者には，病院への外来通院を継続できないような高齢患者が含まれる割合が高くなり，腎機能はさらに低下していることが多いでしょう．

　したがって，心房細動患者における CKD の重症度は，その医師が診療する現場によって大きく異なることを理解しておく必要があります．私も含め，不整脈を専門とする医師は，CKD のなかでも軽度なものを想定しがちですが，心不全専門医や一般医家は，より高度な CKD 患者を診療しているということを忘れてはいけないと思っています．

### 文　献
1) 日本腎臓学会 編：CKD 診療ガイド 2012, 東京医学社, 2012.

> **Note**　eGFR 低下と尿中アルブミン/クレアチニン比はあいまって，心房細動の新規発症率を増加させる．社会の高齢化に伴って，心房細動患者における CKD 併存率は確実に増加するだろう．

## CKDがなぜ心房細動を増加させるのだろう（Column）

　CKD がなぜ心房細動発症率を増加させるのかについて，くわしいメカニズムはまだ明らかにされていません．最近も，「Chronic kidney disease-induced atrial structural remodeling and atrial fibrillation：more studies on the pathological mechanism are encouraged」（CKD によってもたらされる心房器質的リモデリングと心房細動：機序に迫った研究がより求められている）という論文が発表されているぐらいです[1]．

　基礎研究に目を向けると，腎不全モデルラットでは，肺静脈，洞房結節，左房筋にさまざまな電気生理学的変化や線維化が生じることが明らかにされています[2]が，それらをもたらす要因の詳細はまだ不明です．現時点では，CKD で生じる炎症性分子の増加，体液量の増加などが複雑に絡み合うことで，心房細動が生じていると想像するほかないようです．

#### 文 献
1) Qiu H, et al.: Naunyn Schmiedebergs Arch Pharmacol, 391: 671-673, 2018.
2) Huang SY, et al.: Int J Cardiol, 202: 846-857, 2016.

第2部 心房細動とCKDの絆

# 2章 心房細動はCKDを悪化させる

　一般人口では，加齢に伴いネフロン数が減少し，eGFRは経年的に減少します．これはもちろん心房細動患者にも当てはまりますが，eGFRの低下速度も一般人口と同じと考えておいてよいのでしょうか．

　この疑問に関心が集まったのはごく最近のことです．そもそも心房細動患者を診ながら，同時にeGFRを継時的に追跡し，その低下速度を評価するというような複眼視的な診療は，これまであまり想定されてきませんでした．しかし，CKD患者の生命予後を規定する因子として，eGFR値以外にeGFR低下速度が重要であることが判明して以降，さまざまな疾患におけるeGFR低下速度に注目が集まりつつあります．

　心房細動患者のeGFRの分布を調査し，その2年後に再調査を行ったという研究があります．

　この研究では，平均年齢72歳，ベースライン時（観察開始時）の平均eGFRが72mL/分/1.73m$^2$という心房細動患者を2年間経過観察し，2年後のeGFRを再測定しています．

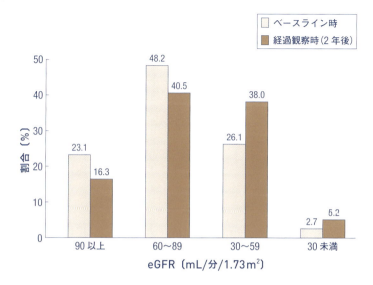

❋ ベースライン時および経過観察時の全心房細動患者における eGFR の分布

イタリアの大学病院を中心とする多施設共同研究によって経過観察を行った，ビタミン K 拮抗薬(VKA)による治療中の 897 人の心房細動患者を解析した．
[Violi F, et al. (ARAPACIS STUDY group): BMJ Open, 5: e008026, 2015 を一部改変]

　2 年経過すると，当然ながら eGFR の分布は低い側にシフトしましたが，その年間平均 eGFR 低下速度は $-2.0\,mL/分/1.73\,m^2$ だったということです．この数字は，一般人口の平均とされる $-1\,mL/分/1.73\,m^2$ より大きい数字となっています．

　直接作用型経口抗凝固薬（DOAC）を用いた大規模臨床試験でも，定期的なバイオマーカー測定がなされています．次の図はそのひとつで，RE-LY 試験における心房細動患者の eGFR 低下のようすを示したものです．この試験での年間 eGFR 低下速度は，$-1.84 \sim -1.94\,mL/分/1.73\,m^2$ と，やはり一般人口の平均を上回っています．

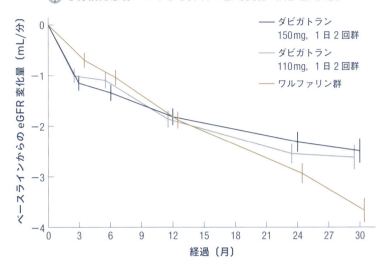

● 心房細動患者における eGFR の継時変化（RE-LY 試験）

RE-LY 試験の被験者のなかから 16,490 人のデータを解析した．また，データは，年齢，性別，民族，喫煙歴，飲酒，心房細動のタイプ，糖尿病，脳卒中，塞栓症，一過性脳虚血発作，高血圧，冠動脈疾患，心不全，心筋梗塞の既往歴，過去にビタミン K 拮抗薬（VKA）による治療を受けたか，その他の薬物療法の併用によって調整された．

[Böhm M, et al.: J Am Coll Cardiol, 65: 2481-2493, 2015 を一部改変]

　このように，一般人口と比較して心房細動患者で eGFR 低下速度が大きいのであれば，透析に至るリスクも心房細動患者ではより大きいだろうと予想されます．実際に，CKD 患者を経過観察した報告によれば，経過中に年間 11.8/100 人の割合で心房細動が発生していましたが，心房細動を発症した患者では発症しなかった患者より末期腎不全（ESRD）の発生率が有意に高かったことが報告されています[1]．

　心房細動が腎機能低下を加速させることは，わが国の健康診断のデータからも報告されています．新潟県における健康診断受診者のデータベースを使用し，腎機能低下を，①ベースライン時に eGFR が 60 mL/分/1.73 $m^2$ 以上で，かつ 10 年間で 10 mL/分/1.73 $m^2$ 以上の低下，②10 年間の eGFR 低下速度が，年齢平均を超えて低下，③eGFR が 60 mL/分/1.73 $m^2$ 未満に低下のいず

れかを満たすものと定義したとき，心房細動例と洞調律例で腎機能低下の発生頻度が比較されています．

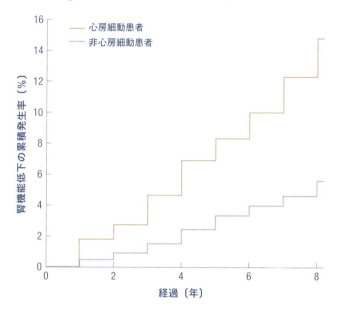

心房細動患者における腎機能低下リスク

新潟県の健康診断データの解析によると，平均5.9±2.4年の追跡期間中，高血圧および糖尿病で治療中の患者を含む234,150人の全被験者のうち，7,791人（3.3％）で腎機能低下が発生した．また，腎機能低下の発生率は，心房細動を有する被験者群でより高かった．

[Watanabe H, et al.: Am Heart J, 158: 629-636, 2009 を一部改変]

心房細動患者群で明らかに腎機能低下発現頻度が高く，背景因子で補正したときのハザード比は1.8ということでした．

心房細動が腎機能低下を速めるという観察結果は，このように一貫したものです．では，もし心房細動が腎機能低下の原因であるならば，心房細動がなくなれば腎機能が改善する，もしくは低下速度が減弱するはずです．この仮説は

わが国で行われたカテーテルアブレーションを用いた研究によって実証されています．アブレーション治療を施行した心房細動患者を対象に，アブレーション前とアブレーションから1年後のeGFRを測定し，アブレーション後の心房細動再発の有無別に年間のeGFR変化度が比較されました．

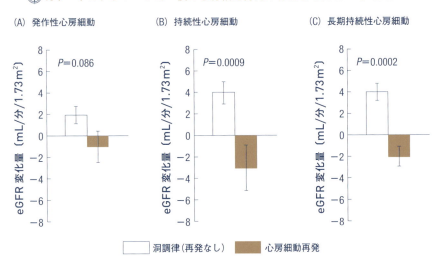

◉ カテーテルアブレーション後の心房細動再発の有無とeGFRの平均変化量

治療前の心房細動のタイプ別に，カテーテルアブレーションによる心房細動治療から1年後のeGFRの平均変化量を示す．1年後の時点で，洞調律（不整脈の再発のない）患者，および心房細動の再発した患者に分けて解析した．全386被験者のうち，発作性心房細動が135人（35％），持続性心房細動が106人（27％），長期持続性心房細動が145人（38％）であった．グラフ中のバーは平均値の標準誤差を表す．

[Takahashi Y, et al.: Circulation, 124: 2380-2387, 2011 を一部改変]

ベースライン時のeGFRは70mL/分/1.73m$^2$弱という患者群です．心房細動が再発した群は，治療前の心房細動のタイプにかかわらずeGFRが低下し，その平均低下速度は約$-2$mL/分/1.73m$^2$と，これまで心房細動患者で報告されている数字とほぼ同じです．しかし，アブレーションにより心房細動が消失した群では，治療前の心房細動のタイプにかかわらず，eGFR値が明らかに改善しています．このことは心房細動そのものがeGFR低下速度を規定

していることを示しています．

　ここでは，心房細動をひとくくりにして述べてきました．しかし，これは話をあまりに単純化しすぎていることは明らかです．おそらく，心房細動のタイプ，併存疾患という背景因子，あるいは血圧管理の程度，尿蛋白の有無によって，eGFR 低下速度は患者ごとに異なるでしょう．それでも，心房細動そのものが eGFR 低下速度規定因子のひとつであることを覚えておいて損はないように思います．

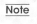
　心房細動の存在が，eGFR 低下速度を速める．
CKD と心房細動は，互いに互いを引き起こす関係にある．

## 文　献
1) Bansal N, et al. (CRIC Study)：Clin J Am Soc Nephrol, 11: 1189-1196, 2016.

## DOAC・ワルファリンとeGFR低下速度

心房細動で用いられる抗凝固薬が，その後の腎機能低下に関連しているという報告があります．米国では，健康保険データベースを用いて，抗凝固薬の種類と，その後の，①eGFRの30%以上の低下，②血清クレアチニンの倍増，③入院を要する急性腎障害（AKI），④腎不全（eGFRが15mL/分/1.73m$^2$未満，腎移植，透析導入）の発生率の関係が検討されています．

### ✺ 経口抗凝固薬ごとの腎障害リスク

| | 予想される作用機序 | | 腎障害リスク |
|---|---|---|---|
| | 腎血管の石灰化および傷害 | 腎保護 | |
| ワルファリン | ビタミンK依存性のγ-カルボキシグルタミン酸経路の抑制により，石灰化を促進 | — | 対照 |
| アピキサバン | — | 抗炎症効果(Xa因子阻害によるPAR2関連炎症の抑制) | 1.2 1.0 0.8 0.6 0.4 0.2 |
| リバーロキサバン | — | 抗炎症効果(Xa因子阻害によるPAR2関連炎症の抑制) | 1.2 1.0 0.8 0.6 0.4 0.2 |
| ダビガトラン | — | 血管炎症，酸化ストレス，プラーク形成，PAR2活性の低下 | 1.2 1.0 0.8 0.6 0.4 0.2 |

■ eGFRの30%低下　　クレアチニンの倍増　■ 急性腎障害　　■ 腎不全

Inverse Probability of Treatment Weighted法を用いて，各NOACをワルファリンと比較した際のハザード比を計算した．

[Yao X, et al.: J Am Coll Cardiol, 70: 2621-2632, 2017 を一部改変]

ワルファリンより，直接作用型経口抗凝固薬（DOAC）を用いた患者で，これらの腎機能低下の発生が少ないことが示されています．機序についてはまだ明確にされていませんが，図にあるように，ワルファリンによる血管石灰化がもたらす腎血流低下，あるいはDOACのもつなんらかの影響（抗炎症効果など）が考えられているようです．

第2部　心房細動とCKDの絆

# 3章　心房細動がCKDを悪化させるわけ

　心房細動があると，なぜ一般人口より腎機能の低下速度が速くなるのかについて，まだ明確な回答は用意されていません．機序がどうであれ，結果は変わらないという意見もありますが，あえてここでは私の考えを提示してみようと思います．

　それは，心房細動のもつ「不規則性」です．

　心房細動といえば，昔から「絶対性不整脈」とよばれるほど，究極的な不規則性をその特徴とする不整脈です．この不規則性は，生体にさまざまな影響を及ぼしていますが，3つの重要なポイントを指摘します．

## 1　不規則であることが心拍出量を減少させる

　心房細動では，心房収縮の欠如によって心拍出量が約20%減少することが知られています．さらに，心房細動のもつ不規則性が追い打ちをかけます．同じ心拍数であっても，規則的な心拍と不規則な心拍では，1分間の心拍出量が異なるのではないかと考えるのは自然でしょう．心房細動患者を対象に，事前に記録した心電図のR-R間隔に一致させるようにして心室を不規則に電気刺激しながら心拍出量を測定したものと，心拍数は同じながらR-R間隔を平均化して規則的に電気刺激しながら心拍出量を測定したもので，両者を比較したという研究がなされています．

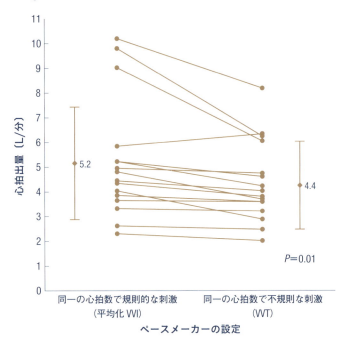

❇ ペースメーカーによる刺激プログラムの違いと心拍出量

房室結節アブレーションを行った心房細動患者に，ペースメーカーを使って，心房細動時と同一の心拍数で規則的な拍動になるよう R-R 間隔を平均化したプログラム（平均化 VVI，洞調律よりも R-R 間隔は短い）と，心房細動時のままのランダムな刺激（VVT）を与え，心拍出量の変化を計測した．

[Clark DM, et al.: J Am Coll Cardiol, 30: 1039-1045, 1997 を一部改変]

患者によってその影響の度合いは異なるものの，規則的な電気刺激に比べて，不規則な電気刺激は，平均すると心拍出量を 5.2L/分から 4.4L/分へ，約15％減少させていたということです．心拍出量は，拍動の回数だけでなく，その規則性にも影響を受けています．

## ⚓2 不規則であることが，筋交感神経の緊張を介して末梢血管抵抗を増加させる

筋交感神経活動とは骨格筋を支配する交感神経活動で，おもに筋肉内の血管

抵抗を制御して，全身の血圧維持に関与しています．この活動は筋肉内で記録できますが，心臓や腎臓を支配する交感神経活動と相似していると考えられています．心房細動を疑似的に誘発した状態で，この筋交感神経活動を記録したという研究があります．

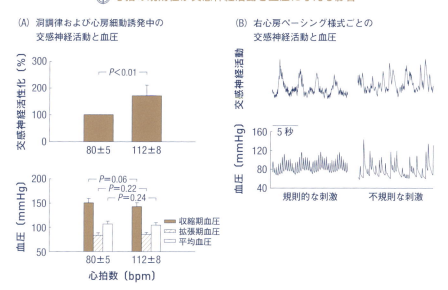

心拍の規則性が交感神経活動と血圧に与える影響

(A) ベースライン（試験開始前）を基準に交感神経活動の活性化の度合いを計測したところ，交感神経活動は洞調律時（心拍数80bpm前後）と比較して心房細動誘発中（心拍数110bpm前後）で有意に高かった．血圧は心房細動誘発中に低くなる傾向があったが，その差は有意ではなかった．(B) 交感神経の活性は，不規則なペーシング（電気刺激）中に増加した．一方で，血圧の有意な変化は認められなかった．

[Wasmund SL, et al.: Circulation, 107: 2011-2015, 2003 を一部改変]

不規則な電気刺激は，規則的なものと比べて，平均血圧や平均右房圧に大きな変化を及ぼさずに，筋交感神経活動を亢進しています．このような交感神経活動の亢進は，血管平滑筋の収縮を介して血管抵抗の増加をもたらすと考えられます．

## 3 不規則であることは，内皮依存性血管弛緩反応を減弱する

血管内皮は一酸化窒素（NO）産生を介して，血管拡張を促し，血管の緊張を調節しています．この内皮依存性血管弛緩反応は，血流増加（血管のずり応力増加）やアセチルコリン（ACh）により誘導される一方，NO 合成過程を阻害する L-NAME や L-NMMA の投与により消失します．心房細動患者を対象に，前腕血流を計測し，この内皮依存性血管弛緩反応を調べた研究があります[1]．

この研究では，十分量の L-NMMA を経動脈的に投与して，その影響を調査しています．被験者となる 10 人の慢性心房細動患者には，血流量測定の前に規則的な握力運動を行ってもらいますが，その際に患者群を握力の最大値の 25% で実施する群（低強度群）と 50% で実施する群（高強度群）に振り分け，運動の強度の違いによって前腕血流量がどう変化するかを，除細動前の心房細動時と，電気的除細動後の洞調律時に測定しています．

運動強度が強いと前腕血流はより増加しますが，この研究では，洞調律時の方がその増加の程度が大きいことが明らかになりました．また，NO 合成を阻害する L-NMMA の投与によって，洞調律時には運動後の前腕血流量の増加が有意に抑制されますが，心房細動時には血流量の変化に有意差がみられなかったことも報告されています．

このような L-NMMA に対する反応の違いから，心房細動時には NO による内皮依存性血管弛緩反応が減弱ないし消失しているために，前腕血流の増加が抑制されていると推定されます．

同様に，内皮依存性血管弛緩反応を亢進する作用をもつアセチルコリンに対する反応が心房細動時には減弱していることも，同じ仮説を支持しています．基礎実験レベルでは，心房細動時に生じる不規則な血流が，血管内皮に異なる

ずり応力を及ぼし，内皮機能を修飾することが示されています[2]．

　「不規則性」は，①心拍出量を低下させ，②交感神経緊張を介して血管抵抗を増加し，③内皮依存性血管弛緩反応を減弱させます．それならば，心房細動時には各臓器の血流量は減少すると考えるのが自然でしょう．この考えかたは，すでに基礎実験では実証されています．かなり古い報告になりますが，覚醒イヌを用いた実験で，洞調律時と心房細動時の腎血流量を測定したという実験があります．

### 心房細動と腎血流

[Friedman HS, et al.: Can J Cardiol, 3: 240-245, 1987 を一部改変]

　腎臓内の部位にかかわらず，心房細動誘発直後だけでなく血行動態の落ち着いた時期にも，腎血流量は低下しています．GFR は，腎血流から濾過される原尿の量を表す指標なので，心房細動誘発後は血流量の低下とともに GFR も低下するはずです．ただし，この研究では GFR は測定されていません．また，心房細動がより長期間にわたった場合の効果は不明です．

一方で，心房細動の「不規則性」が臓器血流量の低下を引き起こすのであれば，それは腎臓という臓器に限るわけでもないはずです．実際，覚醒イヌの実験では，程度の差はあれ，あらゆる臓器で血流量が低下することが示されています．そして，ヒトでは，別の重要な臓器である脳で，心房細動が慢性的に脳血流量を低下させることが証明されています．MRIを用いて，脳血流量を測定した臨床研究を示します．図中左のグラフ（A）が内頸動脈血流量，右のグラフ（B）が脳灌流量です．

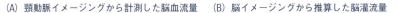
心房細動と脳血流

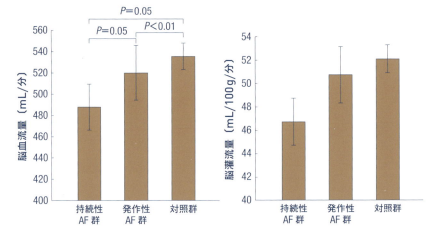

(A) 頸動脈における血流量をMRIで計測した．患者は計測時に心房細動（AF）を有するもの（持続性AF群），計測時は洞調律であるがAFの既往歴があるもの（発作性AF群），洞調律であり不整脈の既往歴もないもの（対照群）の3群に分け，各データは，年齢，性別，脳容積，降圧薬の使用，ワルファリンの使用で調整を行った．(B) MRIデータより脳灌流量〔mL/100g脳組織/分〕を推算した．各データは，年齢，性別，降圧薬の使用，ワルファリンの使用で調整を行った．

[Gardarsdottir M, et al.: Europace, 20: 1252-1258, 2018 を一部改変]

　脳血流は，洞調律群（対照群）に比べ，発作性心房細動群で低下し，さらに持続性心房細動群ではより低下しています．これは年齢，性別による補正後も統計学的に有意な変化だそうです．これと呼応するように，脳容積量も心房細動に関連して小さくなる，つまり脳が萎縮することが知られています[3]．認知

機能との直接的な関連は示されていませんが，心房細動は各種臓器の血流量を低下させる重要な一因なのです．

　　心房細動の不規則性は，①心拍出量の減少，②交感神経緊張による血管抵抗の増加，③内皮依存性血管拡張反応の低下を引き起こし，多くの臓器でその血流量を低下させる．

### 文 献
1) Takahashi N, et al.: Circ J, 66: 583-588, 2002.
2) Jen N, et al.: Biomech Model Mechanobiol, 12: 735-745, 2013.
3) Stefansdottir H, et al.: Stroke, 44: 1020-1025, 2013.

第2部 心房細動とCKDの絆

# 4章 心房細動患者の心血管イベント

　一般人口における CKD と予後の関係 (p.83, 第1部10章) を思い出しながら, 心房細動患者における腎機能と予後の関係を明らかにしてみましょう. 多数の心房細動患者を eGFR で層別化し, さまざまな心血管イベント発生率を同時に調査した報告はそれほど多くありません. ここでは, 欧州で行われた EORP-AF 研究, わが国で行われた Fushimi AF Registry と J-RHYTHM Registry の結果を提示しましょう. ただし, 腎機能はあくまで患者の背景因子のひとつにすぎないため, これだけですべてのイベント発症率を語るのは少し乱暴だと認識しつつ, 見ていくことにします.

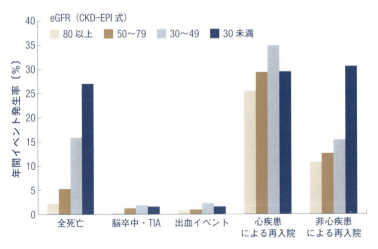

◈ eGFR ごとにみる1年間に生じるイベント発生率(EORP-AF Registry)

EORP-AF Registry では, 欧州9カ国の67医療機関に入院または外来通院する心房細動患者を追跡調査した. TIA：一過性脳虚血発作.

［Boriani G, et al.: Sci Rep, 6: 30271, 2016 を一部改変］

## ✳ クレアチニンクリアランスごとのイベント発生率（Fushimi AF Registry）

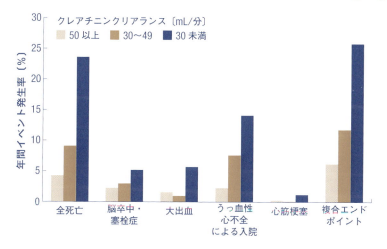

Fushimi AF Registry では，京都市伏見区の医療機関を訪れた心房細動患者を追跡調査した．複合エンドポイントには全死亡と脳卒中・塞栓症を含む．

[Abe M, et al.: Am J Cardiol, 119: 1229-1237, 2017 を一部改変]

## ✳ クレアチニンクリアランスごとのイベント発生率（J-RHYTHM Registry）

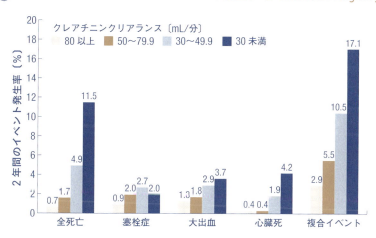

J-RHYTHM Registry では，日本の 158 施設で登録された外来通院中の心房細動患者を 2 年間経過観察した．複合イベントには，塞栓症，大出血，全死亡を含む．

[Kodani E, et al. (J-RHYTHM Registry Investigators): Eur Heart J Qual Care Clin Outcomes, 4: 59-68, 2018 を一部改変]

それぞれの調査で，患者が登録された国，協力した病院や医師の特性，そして患者背景因子が大きく異なるため，イベント発症率にも大小があります．また，研究ごとに追跡されたイベントの種類も異なります．しかし，そのあたりはあまり気にしないで，俯瞰的にこれらのグラフを見てみましょう．

## 1 eGFRは「全死亡」に最も強い影響を及ぼす

一般人口で死亡率が高くなるとされるeGFR＜30mL/分/1.73m$^2$（日本の研究ではCCr＜30mL/分）では，心房細動患者においても死亡率がきわめて高いことが目立ちます．EORP-AF研究，Fushimi AF Registryともに年間死亡率が約25％です．不整脈専門医が患者を登録したJ-RHYTHM Registryでは，年間死亡率は約6％と相対的に低いものの，他のイベントの発生率に比べて死亡率は顕著に高くなっています．

結果的に，eGFRが最も急峻な影響を与えるイベントが全死亡率なのです．一般人口と同様に，eGFR＜30mL/分/1.73m$^2$の心房細動患者は，発生する複合イベントの内訳の多くが全死亡であり，特異な集団だということがわかるでしょう．

## 2 eGFRが低下すると非心血管死亡という競合リスクが無視できない

J-RHYTHM Registryでは，全死亡と心血管死亡が示されていますが，その差はeGFRが低くなればなるほど大きくなっています．これは，eGFRが低下した心房細動患者では，非心血管死亡がより重要なイベントになることを示しています．実際に，CCr＜50mL/分未満の患者では，非心血管死亡（全死亡と心血管死亡の差）が，血栓塞栓症や大出血の発生頻度より高くなっています．EORP-AF研究では，eGFR＜30mL/分/1.73m$^2$の患者で心血管イベント以外での入院が顕著に多いこと，Fushimi AF Registryでは，CCr＜50mL/分の患者で血栓塞栓症や心不全の発症率より全死亡の発症率が抜きんでて

高いことは，腎機能が低下した心房細動患者における非心血管死亡の重要性を示唆しています．

## 3 eGFRが低下すると血栓塞栓症の発症率が増加するが，その影響は弱い

腎機能が低下すると，脳卒中・血栓塞栓症は増加すると考えられてきたため，先ほどのグラフでも腎機能低下に伴い発症率が増加傾向にあることは当然と思われます．しかし，3つのグラフを見ると，その相関の度合いはそれほどでもないと感じてしまうかもしれません．

血栓塞栓症の発生率は抗凝固療法の有無によって大きく異なり，この3つの研究から断定することは難しいものの，EORP-AF研究，J-RHYTHM Registryでは，eGFR〔mL/分/1.73m$^2$〕（またはCCr〔mL/分〕）が30未満の患者群では，むしろ発生率が若干低下しているように見えます．明らかに，eGFRと全死亡率との関係と異なっています．

eGFRと血栓塞栓症の関係は単純ではなく，①血栓塞栓症の発生以前に死亡イベントが生じうる（死亡が競合リスクとなっている），②eGFRが低下すると他の脳梗塞リスク因子が多くなる（eGFRは代用指標にすぎない）という複雑な側面があります．

ここで，腎機能と脳梗塞リスク因子について見てみましょう．心房細動患者の登録研究で，eGFR別にCHADS$_2$スコア2点以上の患者が占める割合が示されています．次のグラフを見てください．

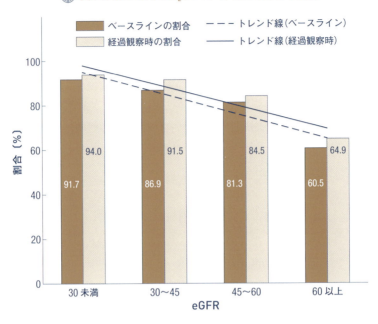

**eGFR別のCHADS$_2$スコア2以上の患者の割合**

ドイツの患者データベースを使用し，36カ月にわたって追跡した後向きコホート研究の結果を示す．1,374人について，eGFRとCHADS$_2$スコアを計測し，CHADS$_2$スコアが2以上の患者の割合を算出した．ベースライン時の割合と経過観察時の割合を比較すると，有意差が認められた（$P<0.001$，トレンド検定）．

[Wu D, et al.: Int J Clin Pract, 68: 714-724, 2014 を一部改変]

　eGFRが低下した患者群では，CHADS$_2$スコア2点以上の患者が占める割合が高くなる結果，血栓塞栓症の発症率は自然に増加します．そのため，腎機能低下自体が，独立した血栓塞栓症のリスク因子かどうかを判定することはきわめて難しくなるのです．また，研究によって，CHADS$_2$スコア2点以上の患者が占める割合もさまざまで，一貫した結果が示されていません．

　このような研究をメタ解析した結果では，①腎機能が悪化すると脳梗塞リスク因子が増加して，血栓塞栓症の発生率は増加する，②腎機能悪化そのものがもたらす独立した影響はそれほど大きくないとして，次のようなグラフを提示

しています.

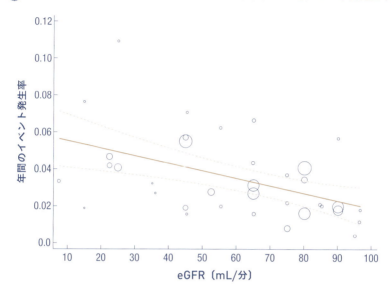

⚘ eGFR（Cockcroft-Gault 式）に基づく脳卒中または塞栓症の年間発生率

MEDLINE（PubMed, 1966～2014 年）と EMBASE（1980～2014 年）の文献検索によって得られたデータを使用し，変量効果モデルによるメタ解析を行った．図中の実線は血栓塞栓症の発生率の推定値を表し，破線は 95％信頼区間である．円は，各研究で報告された eGFR 値に特異的な血栓塞栓症発生率の推定値を示す．また，各円の面積はサンプルサイズに比例する．

[Zeng WT, et al.: Stroke, 46: 157-163, 2015 を一部改変]

研究対象がどのような脳梗塞リスク因子をもつかによってその発生率がさまざまであること，また腎機能が血栓塞栓症発生率に及ぼす影響は全死亡に比べてきわめて弱いことがわかると思います．

## ☸ 4 eGFR が低下すると大出血が増加する

腎機能悪化は，血管脆弱性の亢進，血小板機能の変化，凝固因子の変化，血圧上昇などを介して，大出血の頻度を増加させることが古くから知られています．さらに，抗血小板薬，抗凝固薬を用いれば，この大出血発症率が増幅しま

す．

　カナダの一般人口を対象に行ったコホート研究（抗血小板薬，抗凝固薬の服用者を含む）では，eGFR，尿中アルブミン/クレアチニン比が，ともに大出血の独立したリスク因子であることを示しています．ところが，eGFR だけでなく尿蛋白（尿中アルブミン）も大出血の発生率を増加させることは，案外知られていません．

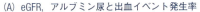
eGFR，アルブミン尿と大出血イベント発生リスク

(A) eGFR，アルブミン尿と出血イベント発生率

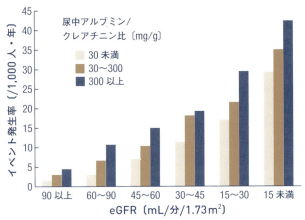

(B) CKD ステージ分類と出血イベント発生率

| CKD ステージ別 eGFR〔mL/分/1.73m²〕 | アルブミン尿〔mg/g〕 | | |
|---|---|---|---|
| | 30 未満 | 30～300 | 300 以上 |
| 90 以上 | 1.6 (1.5-1.7) | 3.1 (2.7-3.4) | 4.5 (3.6-5.8) |
| 60～90 | 3.1 (2.9-3.2) | 6.7 (6.2-7.2) | 10.7 (9.3-12.2) |
| 45～60 | 7.1 (6.6-7.7) | 10.4 (9.4-11.6) | 15.0 (12.7-17.6) |
| 30～45 | 11.4 (10.3-12.7) | 18.2 (16.3-20.2) | 19.3 (16.5-22.5) |
| 15～30 | 17.1 (14.1-20.8) | 21.6 (18.3-25.5) | 29.5 (25.0-34.7) |
| 15 未満 | 29.3 (13.3-64.4) | 35.1 (22.0-56.0) | 42.4 (30.9-58.5) |

2002～2010 年のコホート研究より，40 歳以上の成人 516,197 人のデータを後向きに解析した．表中には，イベント発生率〔/1,000 人・年〕および 95%信頼区間を示した．KDIGO の CKD ステージ分類にあわせ，リスクの高さに応じて色分けをしている．

[Molnar AO, et al.: J Am Soc Nephrol, 27: 2825-2832, 2016 を一部改変]

eGFR が，血栓塞栓症発症の独立したリスク因子としては弱く，大出血発生の独立したリスク因子として強いならば，eGFR 低下が両者にもたらす影響は異なり，低下とともに両者の発生バランスが変化するはずです．実際，そのとおりで，直接作用型経口抗凝固薬（DOAC）を用いた大規模臨床試験のメタ解析では，次のような結果が示されています．

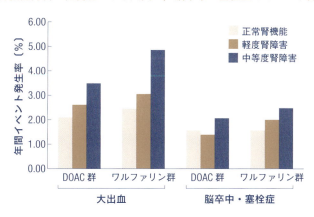

腎機能障害の程度別にみる大出血，脳卒中・塞栓症のイベント発生率

72,608 人のデータを含む 5 つのコホート研究（ARISTOTLE, ROCKET AF, ENGAGE AF-TIMI 48, RE-LY, J-ROCKET AF）を用いてメタ解析を行った．患者は，①正常腎機能（eGFR が 80 以上），②軽度腎障害（eGFR が 50～80），③中等度腎障害（eGFR が 30～50）の 3 群に分けた．
[Zou R, et al.: Thromb Res, 160: 41-50, 2017 を一部改変]

　このグラフは，RE-LY（ダビガトラン），ROCKET AF，J-ROCKET AF（リバーロキサバン），ARISTOTLE（アピキサバン），ENGAGE AF-TIMI 48（エドキサバン）という 5 つの大規模臨床試験をメタ解析した結果です．この研究から，eGFR＞80 mL/分/1.73 m$^2$ という腎機能が保たれた患者（正常腎機能群）では，DOAC とワルファリンの効果・安全性はあまり変わらないのに対して，eGFR が 80 mL/分/1.73 m$^2$ 以下になると，DOAC の方が効果・安全性で優れることがわかります．同時に，DOAC，ワルファリンのいずれを用いても，腎機能が低下すると，血栓塞栓症の増加より，大出血の増加がより顕著になることもわかるでしょう．eGFR が 30～50 mL/分/1.73 m$^2$

という患者群(中等度腎障害群)では,大出血が血栓塞栓症の約1.8倍生じることになります.

大出血の部位もeGFRに依存しています.ワルファリン服用患者を対象に,eGFR別に大出血の頻度,出血部位を調査した報告があります.平均2.1年間の経過観察で生じた大出血の部位別頻度を示します.

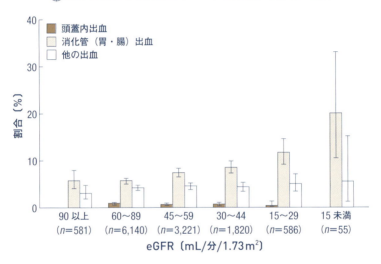

eGFR別にみる大出血イベントを経験する患者の割合

カナダのアルバータ州で2003〜2010年にワルファリン治療を開始した66歳以上の心房細動患者12,403人のデータを使用し,後向き解析を行った.また,患者の追跡は,ワルファリン治療の終了,死亡,州外への移住,または試験終了(2011年3月31日)まで行った.グラフには,追跡期間内に大出血を経験した患者の割合を示す.グラフ中のバーは95%信頼区間を表す.
[Jun M, et al. (Alberta Kidney Disease Network): BMJ, 350: h246, 2015を一部改変]

この研究にはeGFR<15mL/分/1.73m$^2$という腎機能が高度に低下した患者まで含まれ,eGFR低下が顕著に大出血イベントを増加させていることがわかります.また,その出血部位として消化管出血がきわめて重要であることが示されています.

## 5 eGFRが低下すると心不全発症率が顕著に増加する

　Fushimi AF Registryで，血栓塞栓症や大出血以上に目立つのは心不全入院です．一般人口でも，eGFRが大きな影響を及ぼす心血管イベントの筆頭が心不全ですから，より心不全を起こしやすい心房細動を伴っている患者で発症率が高くなるのも当然かもしれません．今後，心房細動患者における心不全は，社会の高齢化に伴ってますます注目されるはずです．心房細動患者のeGFRをみながら，心不全予防に備えるという態度が重要になるでしょう．

　ここでは，もう少し異なる視点から，心房細動患者のeGFRと心不全について見ておきます．一般人口を対象として，eGFRの層別化を行ったうえで，心房細動が洞調律に比べてどの程度心血管イベントに大きな影響を及ぼしているかを調査したものです．

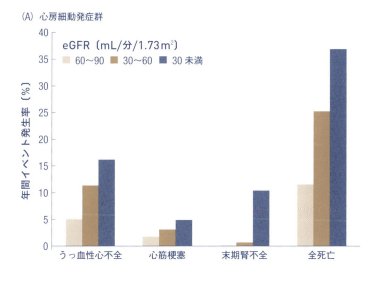

腎機能別にみる心房細動発症群および洞調律群のイベント発生率

### 腎機能別にみる心房細動発症群および洞調律群のイベント発生率（つづき）

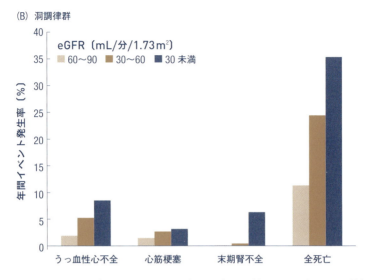

(B) 洞調律群

2006～2015年のカナダのオンタリオ州の一般人口データを使用し，18歳以上で，過去に心不全および心房細動の既往がなく，eGFR＜90 mL/分/1.73 m$^2$ であり，腎移植や透析を受けていない1,422,978人のデータを解析した．12カ月の追跡により心房細動を発症した患者を心房細動群とした．調査対象となったすべての患者で2015年まで，透析・腎移植，全死亡，うっ血性心不全，心筋梗塞の発症率を追跡した．

[Massicotte-Azarniouch D, et al.: Am J Kidney Dis, 71: 191-199, 2018を一部改変]

　このグラフは心房細動と診断されて半年以降の年間発症率を示したものです．ここで使用されているデータは他の報告よりも死亡率が高い集団で，心房細動の有無にかかわらずeGFRが30 mL/分/1.73 m$^2$ を下回ると年間死亡率が30％を超えています．このような死亡という競合リスクの発生率が高い集団でも，心房細動の有無によって大きく異なるのは，心不全発症率です．洞調律群でさえ，eGFRは心不全発症に最も大きいインパクトを及ぼしていますが，心房細動群ではさらにそのインパクトが2～3倍大きくなっていることがわかるでしょう．

　これまで見てきたように，心房細動患者で将来生じうる心血管イベントの重

要性は，eGFR 別に異なります．腎機能が良好な例では，死亡リスクや心不全リスクが低く，相対的に血栓塞栓症および大出血イベントが重要です．一方で，腎機能が低下するに従い，死亡，心不全，大出血の発生率が徐々に増加し，eGFR が 30 mL/分/1.73 m$^2$ を下回るようになると，全死亡＞心不全＞大出血＞血栓塞栓症の順に発生頻度が高くなります．言い換えれば，将来のために予想すべきイベントが異なることを教えてくれるのが，eGFR であるといえるでしょう．

> **Note**　心房細動では，eGFR によって予想すべき心血管イベントの重要性が変化する．

第2部 心房細動とCKDの絆

# 5章 心房細動患者の「非心血管死亡」

　eGFRは，心房細動患者の予後を推定するための有用なツールですが，心房細動患者の予後といえば，どうしても心血管イベントを想像してしまいがちです．しかし，eGFRは，それ以外のイベント発生を予想させてくれるツールでもあることを忘れてはいけません．

　その一例として，日本人の死因の上位でよく見かける肺炎を取り上げます．次に示す研究の対象者は，心房細動患者ではなく一般人口ですが，肺炎は，社会の高齢化が進む現在の日本人にとって重要な非心血管イベント，もしくは非心血管死亡を招く感染症の代表であり，心房細動患者にも同じように当てはまると考えられます．

　カナダの一般人口を対象に調査された，eGFR別の肺炎による入院，または肺炎による死亡に対するハザード比を見てみましょう．eGFRが低下すると，どの年齢層であっても肺炎による入院が増え，同じく肺炎による死亡も増えることが一目瞭然です．とくに，高齢者の多い心房細動患者では，eGFRが教える肺炎のリスクも無視できないと教えてくれています．

## 年齢および eGFR 別の肺炎リスク

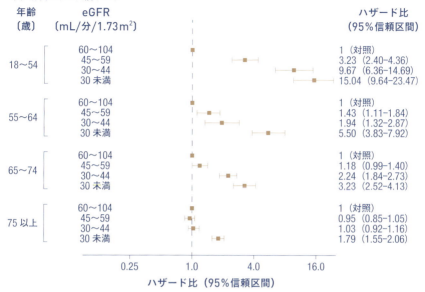

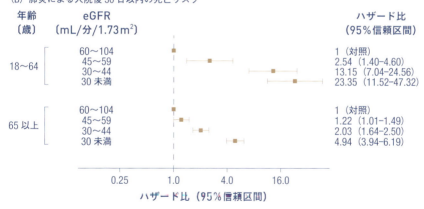

カナダで 2003～2004 年に 1 回以上の血清クレアチニン値を測定した外来患者のうち，透析および腎移植の既往のない患者を 2006 年まで追跡調査した．ハザード比は，年齢，性別，社会経済的状況，民族，糖尿病，およびチャールソン併存疾患指数で調整された．

[James MT, et al. (Alberta Kidney Disease Network): Am J Kidney Dis, 54: 24-32, 2009 を一部改変]

残念ながら，心房細動患者を対象にして eGFR 別に死因の分析を行った報告はありませんが，最近になり，心房細動患者の死因に非心血管由来のものが多いことが，たびたび報告されています．高齢化社会となり，ある意味当然の傾向かもしれませんが，そのいくつかを紹介します．まず，フランスからの報告です．

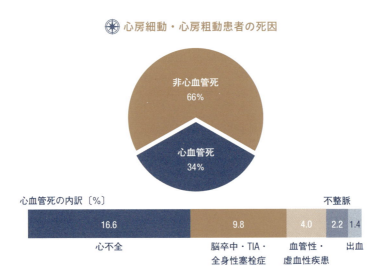

2012 年にフランスで入院した患者のうち，心房細動または心房粗動の診断を受けた成人患者 533,044 人のデータを解析した．また，そのうち 9.4%（50,165 人）は入院中に死亡した．この死亡例の死因の内訳を示す．TIA：一過性脳虚血発作．
　　　　　　　　　　　　　　　　［Fauchier L, et al.: Open Heart, 2: e000290, 2015 を一部改変］

　つぎに，日本からの報告を 2 つ示します．

### 日本人心房細動患者の死因(倉敷市民健診データ)

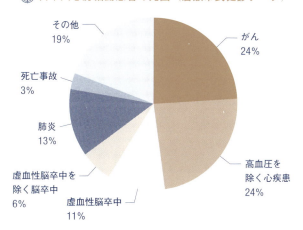

2006〜2007年に40歳以上の倉敷市民を対象に行われた健診データで心房細動が認められた患者のうち,2011年時点の死亡例における死因と割合を示した.

[坂井健一郎 ほか:臨床神経学,55:178-181, 2015 を一部改変]

### 日本人心房細動患者の死因(Fushimi AF Registry)

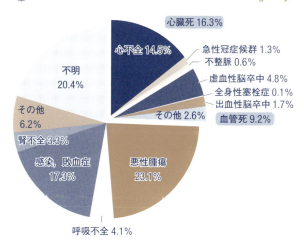

京都市伏見区の80医療機関を受診した患者のうち,12誘導心電図により心房細動が認められた患者の追跡調査を行った.

[An Y, et al. (Fushimi AF Registry investigators): Eur Heart J Qual Care Clin Outcomes, 5: 35-42, 2019 を一部改変]

実際の割合はどうであれ，心房細動患者における非心血管死亡は無視できないと感じます．そして，一般人口では，eGFRが低下すればするほど非心血管イベント（感染症，がん，転倒，認知症）や，それによる死亡の発生頻度が高くなることは，周知の事実です．心房細動患者でも，eGFRが低下するにつれて，診療経過中の非心血管死亡の可能性が大きくなることを考慮しなければならないでしょう．

　最近，わが国の透析患者を対象として，心房細動を伴う患者と洞調律の患者（いずれも抗凝固薬は不使用）における，死亡，心血管死亡，虚血性脳卒中・全身性塞栓症，大出血の発生頻度を調査したという貴重な研究結果が報告されました．極端なeGFR低下が及ぼす影響を観察したといえます．

　驚くことに，心房細動と洞調律で，虚血性脳卒中・全身性塞栓症の発生頻度は変わらなかったとされています．この観察研究に基づけば，透析患者ではたとえ心房細動であっても抗凝固療法は不要であるということになるでしょう．実際に，心房細動を伴う透析患者に対してワルファリンを用いた際の効果を調査した観察研究20件（計56,146人）のメタ解析がなされていますが，ワルファリンは脳卒中の発生を有意に減少させなかったこと，出血イベントを有意に増加させたことが報告されています[1]．心房細動を伴う透析例でのワルファリン使用は，脳梗塞の既往例，機械弁の使用例など特別な例に限られるべきなのでしょう．

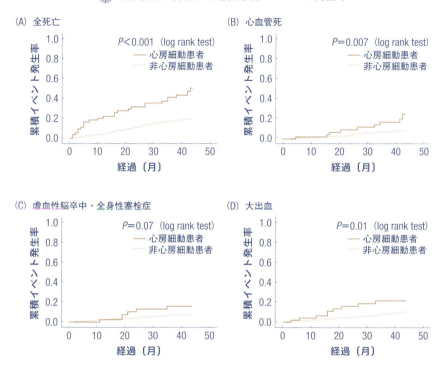

✤ 心房細動が併存する透析患者のイベント発生率

心房細動併存および非併存の血液透析患者の全死亡，心血管死，虚血性脳卒中・全身性塞栓症，および大出血の発生率をKaplan-Meier曲線で示した．心房細動併存患者（55人）および非心房細動併存患者（325人）における虚血性脳卒中・全身性塞栓症の割合には統計学的な有意差はなかったが，全死亡，心血管死および大出血の発生率は，心房細動患者において有意に高かった．

[Mitsuma W, et al.: Intern Med, 57: 2295-2300, 2018 を一部改変]

　さて，わが国の心房細動透析例の予後を示したこのグラフを見て何を感じるでしょうか．心房細動を伴う患者における虚血性脳卒中・全身性塞栓症の発生頻度が，洞調律の患者と同じというだけでなく，低すぎることにも気づくでしょう．なぜ，透析例の心房細動患者で，これほど虚血性脳卒中・全身性塞栓症が少ないのでしょう．理由のひとつに，透析時に用いられるヘパリンがあげられるかもしれません．そして，もうひとつの理由として，圧倒的に高い死亡率，そしてその多くを占める非心血管死亡（グラフでは，全死亡と心血管死亡

の発生率の差）があげられるはずです．脳梗塞が発生する以前に，非心血管死亡が競合リスクとして生じた結果，脳梗塞は発生し得ないという現象が生じています．そして，その結果として，抗凝固療法を行う理由が消失してしまうという予想外の解釈が成立しうるのです．

> **Note** eGFR が低下した心房細動例では，非心血管イベント，非心血管死亡が増加することを忘れない．

## 文 献
1) Tan J, et al.: BMC Nephrol, 17: 157, 2016.

第2部　心房細動とCKDの絆

# 6章　心血管イベントは相互に関連している

　心房細動患者における複数の心血管イベント発生率，あるいはその生存曲線を見ていると，あたかもそれらの心血管イベントが独立して発生しているように見えるかもしれません．しかし，臨床現場にいれば，次のような例はごく普通に経験されます．

・心不全入院後に脳卒中を発症した
・大出血後に心不全を発症した
・大出血後に脳卒中を発生した
・心不全，脳卒中，大出血後に心血管死亡をきたした
・脳卒中，大出血後に非心血管死亡をきたした

など…．

　1つのイベントが，ドミノ倒しのようにつぎつぎと他のイベントを引き起こす引き金になることは，臨床家なら誰でも経験しています．経験したときに初めて，最初のイベントがなければ，その後のイベントもすべて生じなかったのではないかという悔悟とともに，ドミノ倒しの怖さを知ります．そして，臨床研究で示される単純な生存曲線やイベント発生率以上のものが，現場にあることをひしひしと感じます．実際，これまでの臨床研究の方法は，この現場感をうまく描写，表現できていません．臨床研究の結果は，ややもすれば単純で，平たく，二次元的です．さらに，「複合エンドポイント」というよく用いられる方法は，各患者で最初に生じたイベントだけをカウントするという方法で，心血管イベントの相互依存性を考えない研究手法です．対照的に，臨床現場では，もっと心血管イベントどうしが互いに互いを誘発する複雑性をもち，立体

的，三次元的です．

　したがって，この心血管イベントの「相互依存性」と腎機能の関係を，これまでの臨床研究では，ひも解いて，うまく表現することができません．しかし，私自身の経験では，このような相互依存性が腎機能低下によって強まる可能性が高いと考えています．

　自分の経験則だけでは心もとないので，そのような証左を探してみましょう．GARFIRLD-AF 研究は，新規に心房細動と診断された患者を世界中で登録した観察研究です．約 28,000 人の心房細動患者（平均年齢 71 歳）が登録され，2 年間経過観察され，全死亡，脳卒中・全身性塞栓症，大出血の発生頻度が検討され，それぞれのリスク因子が同定された結果，次のような表が提示されました．

※ 2 年間の経過観察における各因子によるリスクの増減

|  | 死亡リスク | 脳卒中・全身性塞栓症リスク | 出血リスク |
| --- | --- | --- | --- |
| 高齢 | ↑ | ↑ | ↑ |
| 慢性腎臓病（CKD） | ↑ | ↑ | ↑ |
| 脳卒中・一過性脳虚血発作・全身性塞栓症の既往 | ↑ | ↑ | ↑ |
| 血管性疾患 | ↑ | ↑ | ↑ |
| うっ血性心不全 | ↑ | ↑ | ― |
| 糖尿病 | ↑ | ↑ |  |
| 出血イベントの既往 | ↑ | ― |  |
| 喫煙 | ↑ |  |  |
| 心房細動（発作性以外） | ↑ |  |  |
| アジア人 | ↓ | ― | ↓ |
| 抗凝固療法 | ↓ | ↓ | ↑ |

6 週間以内に診断された 18 歳以上の非弁膜症性の心房細動患者 28,628 人を 2 年間経過観察し，予後に影響する因子を調査した．上向きの矢印はリスクの増加，下向きの矢印はリスクの減少を示す．
出典：Bassand JP, et al.（GARFIELD-AF Investigators）: PLoS One, 13: e0191592, 2018.

表中の左の欄にある背景因子が，それぞれのイベントにどのような影響をもたらしているかを示したものです．一見すると当たり前のようですが，たとえば，脳卒中・一過性脳虚血発作・全身性塞栓症の既往（つまりこれらの心血管イベントを一度発症したということ）が，すべてのイベント発生リスクと関連していることがわかります．心不全は，死亡と脳卒中・全身性塞栓症に関与しています．大出血の既往は，死亡に関連していることもわかります．そして，CKDはこれらの心血管イベントにすべて関与しているでしょう．この表からわかることは，CKD，脳卒中・全身性塞栓症，心不全，大出血が，相互に悪影響を及ぼしているという実態です．

　GARFIELD-AF研究では，心不全は大出血に関与しないという結果でしたが，ORBIT-AF研究では，心不全は全死亡を1.8倍に増加させるだけでなく，大出血を2.3倍増加させるとしています[1]．リスク因子を探索するという科学的手法で，このように研究結果に差異が生じてしまうのは，①イベントどうしを独立したものと考えて解析する，②心不全，血栓塞栓症，大出血をひとつの静的な背景因子とみなす，という手法に内在するものだと思います．

　臨床現場で生じる心血管イベントは，けっして1因子としてくくれる静的なものではなく，時間経過や他の因子によって大きく変動するダイナミックなものです．脳卒中直後と1週間後，2週間後，1カ月後の状況はまったく異なります．心不全も，病勢極期，回復期，安定期で異なるでしょう．大出血もしかりです．しかし，臨床研究ではこの違いをあまり考慮していません．心血管イベントは，ダイナミックであるからこそ，他のイベントを引き起こしやすくするのです．そして，CKDは，"「自分の海」をきれいに維持できなくなった状態"であり，ダイナミックな変化を吸収できなくなるばかりか，それを増幅してしまう結果，次のイベントを引き起こしやすくしてしまうのだろうと感じています．

　さまざまなイベントのなかでも，イベントの直後，そしてその後の安定期で

はどうなったのかという点について，最近になって注目が集まり，データが集積されつつあるのが，大出血というイベントです．ORBIT-AF II 研究では，大出血後の転機が調査されました．大出血後の急性期と慢性期に分けて，転帰が述べられています．

**✳ 大出血イベント後の予後**

| | 全体<br>(*n*=344) | ワルファリン<br>治療群<br>(*n*=71) | DOAC 治療群<br>(*n*=273) | *P* 値 |
|---|---|---|---|---|
| **30 日以内の予後** | | | | |
| 全死亡 | 28 (8%) | 5 (7%) | 23 (8%) | 0.7 |
| 初回の心筋梗塞発症 | 0 | 0 | 0 | — |
| 初回の脳卒中・脳以外の塞栓症，または一過性脳虚血発作 | 6 (2%) | 1 (1%) | 5 (2%) | 0.8 |
| 初回の全入院 | 59 (17%) | 10 (14%) | 49 (18%) | 0.4 |
| 初回の大出血再発 | 5 (2%) | 0 | 5 (2%) | 0.3 |
| **経過観察期間内の予後** | | | | |
| 全死亡 | 57 (17%) | 12 (17%) | 45 (17%) | 0.9 |
| 初回の心筋梗塞発症 | 4 (1%) | 2 (3%) | 2 (0.7%) | 0.1 |
| 初回の脳卒中・脳以外の塞栓症，または一過性脳虚血発作 | 13 (4%) | 2 (3%) | 11 (4%) | 1.0 |
| 初回の全入院 | 151 (44%) | 33 (47%) | 118 (43%) | 0.6 |
| 初回の大出血再発 | 25 (7%) | 5 (7%) | 20 (7%) | 0.9 |

米国の外来成人患者のうち，①過去 6 カ月以内に新規に心房細動と診断された，②過去 3 カ月以内に DOAC による治療を開始されたの 2 つの条件のうち少なくとも 1 つを満たす患者を登録し，6 カ月ごとに 2 年後まで経過観察を行った．大観察中に出血イベントが発生した患者で，発生後 30 日以内，および追跡期間中の予後を調査した．出血イベント後に DOAC 治療を受けた患者とワルファリン治療を受けた患者で有害事象の発生率に有意差はなかった．
出典：Steinberg BA, et al. (ORBIT-AF Investigators and Patients)：Am J Cardiol, 119: 1590-1595, 2017.

　大出血後 1 カ月以内の死亡が多いことに気づくでしょう．また，その後の経過観察期間内に，死亡，血栓塞栓症，入院，再出血が集積していることにも気づくはずです．イベントがイベントを呼ぶドミノ倒しが表現されています．

第2部 6章／心血管イベントは相互に関連している

　最後に，自分の頭のなかにあるイベント相関図をイメージとして描いておきます．

**❋ 心血管イベントの相関（イメージ図）**

(A) 腎機能正常〜軽度悪化　　(B) 腎機能中程度悪化　　(C) 腎機能重度悪化

大出血　死亡　心不全
脳卒中・全身性塞栓症

大出血　死亡　心不全
脳卒中・全身性塞栓症

大出血　死亡　心不全
脳卒中・全身性塞栓症

「外側に溝のある皿（ボウル）を持って歩いている．外側の溝には各イベントに対応する球が乗っており，溝から内側に落ちるとそのイベントが発生する．球が溝から落ちて転がるときにその反動で他の球にぶつかって，その球まで落ちてしまう可能性もある．腎機能が低下すると，球の大きさが変わるだけでなく，皿の深みが増して球が転がったときの反動が強くなる」

---

**Note**　心房細動患者のイベントは互いに相関し，その相関関係が腎機能に依存する可能性がある．

---

**文献**

1) Pandey A, et al. (ORBIT-AF Investigators and Patients): JACC Heart Fail, 5: 44-52, 2017.

## 腎機能低下は大出血のリスク，大出血は死亡のリスク

抗凝固療法中の大出血が，その後の死亡にどの程度のインパクトをもつのか，つまり大出血と死亡のドミノ倒しは，最近とくに注目されるようになりました．冠動脈疾患患者を対象にした調査では，大出血後の死亡率は年間10～20％に及び，大出血が死亡リスクを約3倍に増加させるとされています[1]．DOACを用いた大規模臨床試験においても，大出血後の死亡率はおおよそ年間10％前後と，似たような数字が提示されています．リアルワールドデータを用いた成績では，さらに条件の悪い患者も含めた出血部位別の死亡率が報告されていますが，頭蓋内出血で出血後1カ月以内の死亡率が約25％[2]，消化管出血では出血後6カ月以内の死亡率が約20％とされています[3]．いずれの報告でも，大出血後の死亡は，発生率で血栓塞栓症や再出血を上回る最大のイベントであり，その重要なリスク因子として腎機能障害が指摘されています．

### 文　献
1) Hamon M, et al.: J Am Coll Cardiol, 64: 1430-1436, 2014.
2) Wilson D, et al. (CROMIS-2 collaborators): Neurology, 88: 1693-1700, 2017.
3) Staerk L, et al.: BMJ, 351: h5876, 2015.

第2部 心房細動とCKDの絆

# 7章 心房細動患者のeGFR低下速度

　一般的に患者の予後は，ある1点で測定したeGFRばかりでなく，その推移にも大きく影響を受けますが，心房細動患者もその例にもれません．いや，eGFRの推移は，ある1点のeGFR値以上の意味をもっていると言っても過言ではないようです．しかし，この事実を有効に利用している臨床家はまだ少ないように感じます．

　フランスのある病院で，約2,600人の心房細動患者を対象に，eGFR低下速度とその後の全死亡，虚血性脳卒中・血栓塞栓症，大出血の発生率の関係が調査されています．

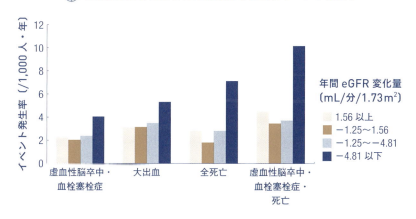

**心房細動患者における腎機能別の心血管イベント発生率**

2000〜2010年にフランスの医療機関で心房細動と診断された患者の経過観察を行った．経過観察中に計測したeGFR変化量の四分位数で患者を4群に分け，それぞれの心血管イベントの発生率を調査した．

[Fauchier L, et al.: Am Heart J, 198: 39-45, 2018 を一部改変]

対象患者は，平均年齢が約 70 歳，平均 eGFR が 66 mL/分/1.73 m² という集団で，年間 eGFR 低下速度は，平均すると −1.25 mL/分/1.73 m² だったということです．この集団を，年間 eGFR 低下速度から 4 群に分け，それぞれの患者群におけるイベント発症率を見ています．

　見てわかるとおり，一般人口での予後悪化の閾値とされる約 −5 mL/分/1.73 m² 以上の年間 eGFR 低下速度を示した患者では，虚血性脳卒中・血栓塞栓症，大出血，全死亡ともに急増しています．

　この研究では，eGFR 値と年間 eGFR 低下速度のどちらがより意義深いかという課題に対しても，多変量解析から一定の結論を導き出しています．

**虚血性脳卒中・塞栓症と出血イベントの発生リスク**

|  | 虚血性脳卒中・塞栓症<br>ハザード比（95%信頼区間） | 出血事象<br>ハザード比（95%信頼区間） |
| --- | --- | --- |
| 単変量解析 | | |
| ベースライン eGFR | 0.985（0.981-0.989） | 0.986（0.983-0.990） |
| GFR 変化量（区分ごと） | 1.803（1.367-2.378） | 1.582（1.245-2.010） |
| 年齢・性別で調整済 | | |
| ベースライン eGFR | 0.994（0.986-1.001） | 0.990（0.983-0.996） |
| GFR 変化量（区分ごと） | 1.825（1.369-2.431） | 1.644（1.285-2.104） |
| 女性 | 1.142（0.885-1.474） | 0.753（0.599-0.947） |
| 年齢（10 歳加齢ごと） | 1.289（1.166-1.414） | 1.216（1.113-1.319） |

GFR 変化量の区分は，経過観察中に計測した eGFR 変化量の四分位数で患者を 4 群に分けた区分に対応する．
出典：Fauchier L, et al.: Am Heart J, 198: 39-45, 2018.

　単変量解析では，eGFR，年間 GFR 低下速度のいずれもが，虚血性イベントならびに大出血イベントの発生に関連していましたが，年齢・性別で補正すると，eGFR と虚血性イベントの相関に有意差がなくなり，eGFR は大出血イベントのみに有意な相関を示していました．一方で，年間 eGFR 低下速度は，補正後も虚血性イベントおよび大出血イベントに有意な相関を示してお

り，この研究で対象となった患者群では，ある1点のeGFRよりも，年間eGFR低下速度の方が予後と強く関連していたといえそうです．

DOAC使用患者に関しては，DOAC開始から約1年半のあいだeGFRの経過を追った報告があります．

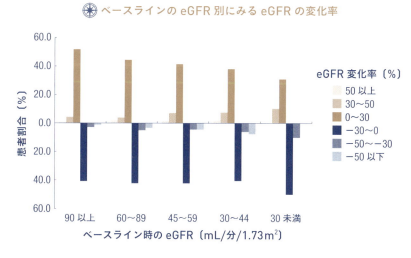

❋ ベースラインのeGFR別にみるeGFRの変化率

[Becattini C, et al.: J Thromb Haemost, 16: 833-841, 2018 を一部改変]

このグラフは，ベースライン時（DOAC開始時）のeGFR別にeGFR低下度を％表示してその分布を示したものです．経過観察中に30％以上eGFRが低下する患者が10％近くも存在していることに驚かされます．本研究ではeGFRが1 mL/分/1.73 m$^2$低下するごとに大出血が2％増加したとのことです．これに基づけば，年間eGFRが5 mL/分/1.73 m$^2$以上低下した場合，大出血は10％以上増加することになり，臨床的に実感される数字になるかもしれません．

実は，これらの報告と同じ事実は，DOACを用いた大規模臨床試験の成績

からも報告されています．アピキサバンを用いた ARISTOTLE 試験では，eGFR 値および eGFR の変化度という 2 つの指標が予後とどのような関係にあるかが調査されています．約 14％の患者で，1 年間に 20％以上 eGFR が低下していたとのことです．

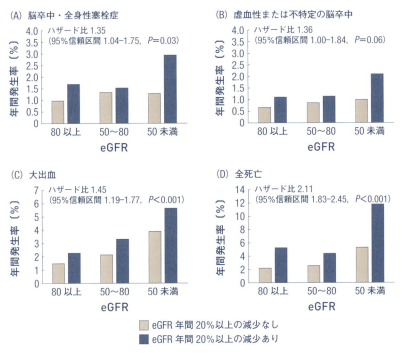

● 腎機能および eGFR の変化量別のイベント発生率

[Hijazi Z, et al.: JAMA Cardiol, 1: 451-460, 2016 を一部改変]

横軸はベースライン eGFR で，■は 1 年間に eGFR が 20％以上低下した患者，■は eGFR が安定していた患者を示します．また，それぞれのグラフは，(A) 脳卒中・全身性塞栓症，(B) 虚血性脳卒中，または特定できない脳卒中，(C) 大出血，(D) 全死亡の発生率を示しています．ざっくり見ると，上段(A, B)と下段(C, D)で，傾向が若干異なることがわかるでしょう．

①上段（脳卒中関連）

　eGFRが安定している患者では，ベースライン時のeGFR値そのものが与える影響は小さい．それよりむしろ，年間のeGFR低下率がより大きな影響を及ぼしている．実際に，ベースラインeGFRが80mL/分/1.73m$^2$を超える患者であっても年間20%以上eGFRが低下した場合，ベースラインeGFRが50mL/分/1.73m$^2$未満でeGFRの推移が安定していた患者より，イベント発症率が高い．

②下段（大出血・死亡）

　ベースラインeGFRだけでなく，年間eGFR低下度も同じようにイベント発症率に影響を与える．同じベースラインeGFRであっても，年間のeGFR低下率が20%を超えると，大出血発生率が約30%，死亡率は約40～100%増加する．

　一般人口と同様に，心房細動患者においても，ベースラインeGFRだけでなく，その年間低下速度が予後に強く関連しています．心房細動に関連するイベントとして，血栓塞栓症，大出血，死亡についての報告が始まったばかりですが，心不全を含むさまざまなイベントに対しても，年間eGFR低下速度が大きな影響を及ぼしていることでしょう．

> **Note**
> 年間eGFR低下速度は，血栓塞栓症に関してはベースライン時（観察開始時）のeGFR値以上の，大出血・死亡に関してはベースライン時のeGFR値と同等の関連性を有している．

## 心房細動患者の急性腎障害は増加している

　eGFR低下速度が著しく大きなイベントといえば，急性腎障害 acute kidney injury（AKI）です．心房細動患者のAKIは近年増加しています．米国の保険データベースからの解析結果を示します．

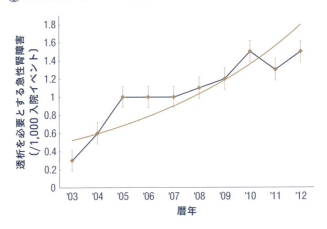

⊛ 心房細動入院時の血液透析を必要とする急性腎障害の発生率

米国で2003〜2012年に心房細動で入院した497,677人のうち，3,751人（0.11%）で透析を必要とする急性腎障害を生じていた．また，その発生率は観察時期とともに増加傾向にあった．グラフ中のプロットは毎年の急性腎障害発生率を示し，バーは95%信頼区間を表す．
[Chan L, et al.: J Am Heart Assoc, 5: e004509, 2016を一部改変]

　心房細動入院時における透析が必要なAKIの発生率（1,000入院あたり）を2003〜2012年まで調査したものです．毎年約10%の増加が認められ，その原因として，社会の高齢化，併存疾患保有率の増加などがあげられています．リスク因子としては，CKD以外に，高血圧，敗血症，心不全，肝不全，人工呼吸管理などがあげられ，AKIを発症した心房細動例の死亡率は約3.1倍（患者背景補正後3.5倍）になるとされています．

第2部 心房細動とCKDの絆

# 8章 CKDと薬物代謝

　患者に処方される経口薬の多くは、腸から吸収され、①腎臓から排泄、または、②肝臓で代謝されて胆汁として排泄されるほか、一部の薬物ではさらに、③腸から排泄されて、均衡状態を保ちながら薬効を発揮します．CKD患者では、このうち腎臓からの排泄能が低下するため、肝代謝もしくは腸排泄を主とする（一般的には肝代謝を主とする）薬物を選択するべきでしょう．では、この腎排泄以外の薬物を選択すれば、それでもう安心なのでしょうか．

　次の図は、薬物の吸収・代謝・排泄を表した模式図です．腎臓、肝臓、腸管という3つの臓器における薬物の吸収・代謝・排泄に、さまざまな分子が関与していることがわかります．とくにCYP（シトクロムP450）という酵素は、3つの臓器に幅広く分布しています．

　CYPにはさまざまな種類がありますが、なかでもCYP3群は肝臓に存在するCYPの約40%を占め、肝代謝を受ける薬物の多くがこのCYP3群による代謝に依存するとされています．そのため、CKD患者に対して肝代謝を受ける薬物を選択した場合、安全に使用できるという確証を得るには、肝臓におけるCYP3の機能が維持されていることが必要になります．

## ヒトの薬物代謝・輸送

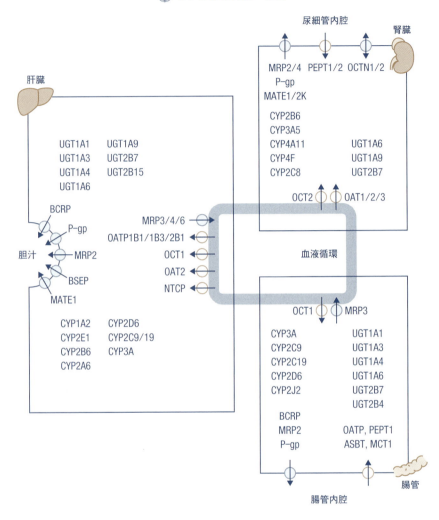

[Yeung CK, et al.: Kidney Int, 85: 522-528, 2014 を一部改変]

　私はごく最近まで知りませんでしたが，古くから，腎不全のモデル動物を用いて，このテーマに関する検討が行われてきました．そして，腎不全の結果，さまざまな CYP 活性の低下がもたらされるという知見が確立されているよう

です．機序はかなり複雑で，CYPのタンパク質発現低下，翻訳後修飾，阻害物質の増加などが指摘されています（詳細は次の図を参照してください）．腎機能が障害されると，CYP活性が損なわれ，腎排泄以外の代謝・排泄経路まで同時に障害されるのであれば，われわれの薬物選択におけるこれまでの想定が崩れてしまうわけです．

### 尿毒による薬物代謝・輸送への影響

| 肝臓 |
|---|
| **薬物分布に対する尿毒の影響** |
| タンパク質結合の低下↓ → 腎以外での薬物排泄の増加↑ |
| **肝代謝に対する尿毒の影響** |
| CYP1A，2C，2D，3A，4Aの発現低下↓ |
| ↑サイトカイン IL-1, IL-6, TNF, INF → ↓CYPs（発現低下） |
| ↑副甲状腺ホルモン → ↓CYP（発現低下） |
| ↓核内受容体 PXR/RXR → ↓CYP（発現低下） |
| 阻害物質の増加↑ → CYP活性低下↓ |
| アロステリックな結合の増加↑ → ↓CYP1A1, 2B6, 2C8, 2C9, 3A4/5 |
| **薬物輸送に対する尿毒の影響** |
| 阻害物質の増加↑ → P糖タンパク質↑ 有機アニオン輸送体 OAT1A4（遺伝子発現）の発現量増加↑ |

腎臓 CKD →尿毒→

[Yeung CK, et al.: Kidney Int, 85: 522-528, 2014 を一部改変]

結果的に，CKD患者では，腎排泄の要素の少ない薬物さえ選択すれば安心という考えかたでは単純すぎたと認めざるを得ません．たとえ腎排泄の割合は小さくても，CKDで障害される肝臓でのCYP代謝を主にするような薬物では，血中濃度が上昇している可能性があるでしょう．さらに都合の悪いことに，CKDにおけるCYP活性の低下の機序が判明していない以上，そのような薬物の血中濃度がどのようになるかはまったく予想できないわけです．

## ✱ CKD患者において腎以外の排泄の低下や体内の濃度変化を生じると報告されている薬剤

| | | |
|---|---|---|
| アシクロビル | ジヒドロコデイン[※1,2] | ノルトリプチリン |
| アリスキレン | デスメチルジアゼパム | オキシプレノロール[※1,2] |
| アルフゾシン | デュロキセチン | **プロカインアミド**[※3] |
| アプレピタント | エンカイイド | プロポキシフェン[※2] |
| アズトレオナム | エプロサルタン | **プロプラノロール**[※2] |
| ブプロピオン | エリスロマイシン[※1] | キナプリル |
| カプトプリル | フェルバメート | ラロキシフェン |
| カプソファンギン | 5-フルオロウラシル | ラノラジン |
| **カルベジロール** | グアナドレル | レボキセチン |
| セフェピメ | イミペネム | レパグリニド |
| セフメノキシム | イソニアジド[※3] | ロスバスタチン |
| セフメタゾール | ケトプロフェン | ロキシスロマイシン |
| セフォニズム | ケトロラック | シンバスタチン |
| セフォタキシム | ランタン | ソリフェナシン |
| Ceftibuten | リドカイン | スパルコロキサシン |
| Ceftizoxime | ロメフロキサシン | タクロリムス |
| セフスロシン | ロサルタン | タダラフィル |
| セフトリアキソン | ロバスタチン | テリトロマイシン |
| **シベンゾリン** | メトクロプラミド | バルサルタン |
| シラスタチン | ミノキシジル | バンコマイシン |
| シメチジン | モルヒネ[※1] | バルデナフィル |
| シプロフロキサシン | モキサラクタム | **ベラパミル**[※2] |
| シクロホスファミド | ネフォパム | **ワルファリン** |
| ダリフェナシン | ニカルジピン[※2] | ジドブジン[※1] |
| ジアセレイン[※1] | ニモジピン | |
| ジダノシン | ニトレンジピン | |

注記されている場合を除き，表中のほとんどすべての薬剤は CYP によって酸化的代謝を受ける．
※1　おもに O-グルクロニド化を受ける（グルクロン酸が結合して腎排出されやすくなる）薬物
※2　経口バイオアベイラビリティの増加と非腎排泄の減少を示すことが知られている薬物
※3　おもに N-アセチル化を受ける（アセチル化酵素により不活性化される）薬物
出典：Yeung CK, et al.: Kidney Int, 85: 522-528, 2014.

　この表には，CKD 患者において，腎排泄以外の代謝・排泄が低下することが報告されている薬物が列挙されています．心房細動でよく用いられるカルベジロール，シベンゾリン，プロカインアミド，プロプラノロール，ベラパミル，ワルファリンを見つけることができます．これらの薬物は肝代謝型として，腎機能低下患者にも用いやすい薬物とされてきました．とくに，ワルファリンはほぼ 100％近く肝代謝であるがゆえに，腎機能低下患者でも使用され

てきた歴史があるといえるでしょう．しかし，文献調査をすると，ベラパミル，シベンゾリンに関しては，腎機能低下患者での中毒例の報告を簡単に見つけることができます．そして，ワルファリンについても，次のような報告が参考になるはずです．

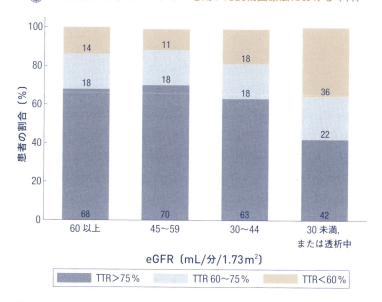

eGFR 別にみるワルファリンを用いた抗凝固療法における TTR

2006～2011 年にスウェーデンのストックホルム地域で登録された，新規に心房細動と診断されてワルファリン治療を開始した患者で，eGFR とプロトロンビン時間（PT-INR）を解析した．PT-INR が至適治療域内にある時間を TTR（time in therapeutic range）とよび，TTR が高いほど治療が適切に行われていると考える．

[Szummer K, et al.: J Am Heart Assoc, 6: e004925, 2017 を一部改変]

　ワルファリンは肝代謝型の薬物であるにもかかわらず，eGFR が低下すると，とくに 30 mL/分/1.73 m$^2$ を下回ると，極端にそのコントロールが難しくなるという結果です．ワルファリンの代謝は，おもに肝臓での CYP2C9 および CYP3A4 によることが知られています．ワルファリンによるコントロールが難しくなる理由は定かではありませんが，eGFR が低下すると，これらの

CYP活性が低下あるいは不安定になることがその一因にあげられるでしょう．あるいは，腸における吸収や排泄まで影響を受けている可能性があるかもしれません．

さて，ここまでくると，心房細動患者の脳卒中予防に対して用いられている直接作用型経口抗凝固薬（DOAC）はどうなのか気になるかもしれません．しかし，DOACはその歴史が浅く，まだ情報が十分ではありません．ただ少なくとも，「CKDでは肝代謝の薬物を選んでおけば大丈夫」という考えだけではすまされない現実があることは知っておくべきでしょう．

参考までに，各DOACの代謝・排泄についての情報をまとめておきます．

### ❋ DOACの代謝・排泄経路

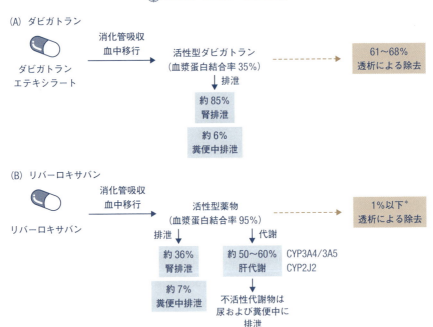

＊リバーロキサバンは血漿蛋白と強く結合するため血液透析はされないと考えられている．

### ❋ DOACの代謝・排泄経路（つづき）

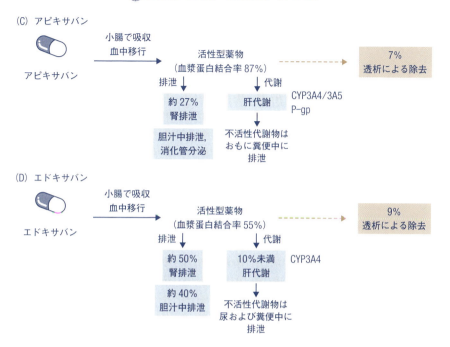

[Di Lullo L, et al.: Thromb Res, 155: 38-47, 2017 を一部改変]

また，各DOACの薬物動態について比較した表も紹介しておきます．

## ❋ DOAC別の吸収および代謝

| | ダビガトラン | アピキサバン | エドキサバン | リバーロキサバン |
|---|---|---|---|---|
| バイオアベイラビリティ | 3〜7% | 50% | 62% | 15mg/20mg：66%（食事なし），80〜100%（食事あり） |
| プロドラッグ | Yes | No | No | No |
| 吸収量の腎排泄 | 80% | 27% | 50% | 35% |
| 血漿蛋白結合率 | 35% | 87% | 55% | 95% |
| 透析による除去 | 50〜60%（部分的に透析可能） | 14%（部分的に透析可能） | n.a.（部分的に透析可能） | n.a.（部分的に透析可能） |
| 肝代謝（CYP3A4の関与） | No | Yes〔排泄に中等度の寄与（約25%）〕 | わずか（排泄量の4%未満） | Yes（肝排泄の約18%） |
| 食事による吸収量変化 | 影響なし | 影響なし | 6〜22%以上（影響はわずか） | +39%以上（バイオアベイラビリティ参照） |
| H₂ブロッカー，プロトンポンプ阻害薬による吸収量変化 | −12〜30%（臨床上関連性はない） | 影響なし | 影響なし | 影響なし |
| アジア人 | +25% | 影響なし | 影響なし | 影響なし |
| 半減期 | 12〜17時間 | 12時間 | 10〜14時間 | 5〜9時間（若年層），11〜13時間（高齢者） |
| その他の注意 | 消化不良の発生（5〜10%） | ― | ― | かならず食事とともに15mg/20mg摂取する |

出典：Steffel J, et al.（ESC Scientific Document Group）: Eur Heart J, 39: 1330-1393, 2018.

> **Note** CKD患者では，腎臓以外の薬物代謝・排泄経路も障害されることを忘れない．

## 添付文書とCYP3A4

　CYP3A4は約50％の薬物の代謝に関与するとされ，しばしば薬物相互作用を招く原因となっています．さまざまな薬物（基質薬）を，CYP3A4阻害作用をもつ薬物（阻害薬）と同時に用いたときに，基質薬の血中濃度がどのようになるかを網羅的に予測した報告があります．

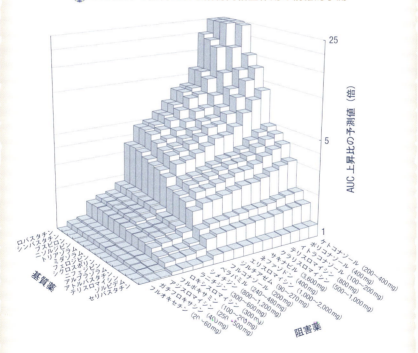

✹ CYP3A4の阻害による薬物間相互作用の網羅的予測

［大野能之：医療薬学, 39：257-270, 2013；Ohno Y, et al.: Clin Pharmacokinet, 46: 681-696, 2007 を一部改変］

薬物相互作用が想像以上に患者の体内で生じていることがわかります．さらに，①添付文書で注意喚起されているのは，このうちの一部にしかすぎない，②3剤以上を服用した場合には予測できない，ということを知ると，高齢者，CKD，ポリファーマシーという時代におけるCYP3A4に関する相互作用は，これまで以上に重要な課題となる気がします．

第2部 心房細動とCKDの絆

# 9章 CKDとカテーテルアブレーション

　心房細動がeGFRを低下させるのであれば，乱暴な言いかたをすると，心房細動を有するCKD患者にはすべてカテーテルアブレーション治療を行って洞調律にすればよいのではないかと考えることができるかもしれません．おそらく，理論的には正しいはずですが，現実にはまた異なる課題が存在しています．

　心房細動のカテーテルアブレーション治療について，CKDにフォーカスを当てた研究はまだそれほど多くありませんが，eGFR別にカテーテルアブレーションの成功率を調査した研究結果を2つ示します．

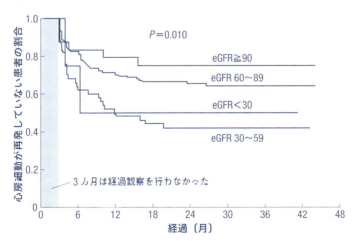

腎機能の低下とカテーテルアブレーション後の心房細動の再発

2007～2009年にカテーテルアブレーションを受けた心房細動患者の経過観察を行い，平均追跡期間31.9±7.6カ月中に心房細動が再発せずに洞調律を維持できている患者数を調査した．
[Naruse Y, et al.: Heart Rhythm, 8: 335-341, 2011を一部改変]

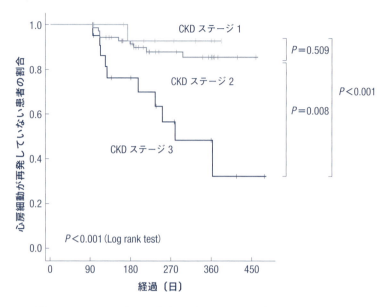

✳ CKD ステージ別のカテーテルアブレーション後の心房細動の再発率

CKD ステージ 1 は eGFR＞90 mL/分/1.73 m$^2$（$n$=15），CKD ステージ 2 は eGFR が 60〜89.9 mL/分/1.73 m$^2$（$n$=71），CKD ステージ 3 は eGFR が 30〜59.9 mL/分/1.73 m$^2$（$n$=22）の患者群を示す．
[Yanagisawa S, et al.: J Cardiol, 69: 3-10, 2017 を一部改変]

　2 つのグラフのうち，前者は高周波アブレーション，後者は高周波アブレーションとバルーンアブレーションを含んだ報告です．いずれもアブレーション治療を受けた患者の約 20％が CKD 患者で，CKD 患者ではアブレーション後の心房細動の再発率が高かったとされています．このような報告のメタ解析でも同じ結果が得られていますが，その原因として，CKD 患者では心房細動の原因が肺静脈以外にも存在する可能性が高くなるためと推定されています．

第2部 9章／CKDとカテーテルアブレーション

### ❋ CKD の有無によるカテーテルアブレーション後の心房細動再発率の変化

| サブグループの研究 | 重み付け | ハザード比 (95%信頼区間) |
|---|---|---|
| Berkowitsch | 34.30% | 1.43 (1.05-1.95) |
| Chao | 22.30% | 3.31 (1.89-5.81) |
| Naruse | 25.80% | 2.09 (1.29-3.38) |
| Tokuda | 17.70% | 1.70 (0.85-3.40) |
| 総計 | 100% | 1.96 (1.35-2.85) |
| 異質性：$Tau^2=0.08$, $Chi^2=7.07$, $df=3$ ($P=0.07$), $I^2=58\%$. Test for overall effect：$Z=3.52$ ($P=0.0004$) | | |

［Li M, et al.: Cardiol J, 21: 89-95, 2014 を一部改変］

　このメタ解析に使用されたデータの患者背景を見ると，被験者は，平均年齢が50歳代後半から60歳代，平均 eGFR は 70〜90 mL/分/1.73 m² という患者群に含まれる CKD 患者です．すなわち，比較的若年の CKD 患者がアブレーション治療の候補者という前提で，これらの臨床研究が行われていることがわかります．裏返せば，CKD が問題となることの多い高齢者，低 eGFR 患者には，そもそもカテーテルアブレーション治療が行われることが少ない現状が表されているといえます．治療時に造影剤が必要なことや，その後の急性腎障害（AKI）発生の可能性まで考えれば，当然なのかもしれません．心房細動に対するカテーテルアブレーションは，CKD が進展する以前，もしくは進展まもなくの時期には有効な方法である一方，進行してしまった CKD 患者にはさまざまな課題があり，なかなか治療手段として考えにくくなるのです．

　腎透析患者に対するカテーテルアブレーションの報告もされていますが[1]，1回のアブレーションで心房細動が生じなくなる確率は25%と，一般的な心房細動に対するアブレーション治療の成績とはかけ離れた低い数字です．ただし，何度も行えば再発が少なくなるとされています．一方で，複数回のアブレーション治療をあらかじめ考慮する場合には，透析を必要とする心房細動患者の高い死亡率（この報告では5年で30%以上）との兼ね合いが頭をよぎるかもしれません．

成功率はさておき，安全性については，とくに指摘されるような問題点はなさそうです．米国の保険データベースを用いた研究[2]では，アブレーション治療に伴う有害事象である，脳梗塞，心タンポナーデの発生率は，CKD患者と非CKD患者で差を認めなかったということです．退院後の心不全入院率がCKD患者で高いとのことですが，これはアブレーションの影響というよりCKDに内在する問題でしょう．アブレーション法の進歩，とくに，肺静脈以外の心房細動要因を，造影剤をまったく使用しないで，安全に同定，焼灼できる確かな方法が今後待ち望まれているといえるかもしれません．

---

**Note**　CKDで困ってからカテーテルアブレーションを考えるのは，手遅れ…．考えるのであればCKDの進展以前に．

---

### 文　献
1) Hayashi M, et al.: Nephrol Dial Transplant, 29: 160-167, 2014.
2) Ullal AJ, et al.: J Cardiovasc Electrophysiol, 28: 39-48, 2017.

第2部　心房細動とCKDの絆

# 10章　eGFRとCCrから心房細動を診療する

　内科診療に「CKD」という概念が導入され，このコンセプトが今，心房細動領域にも広がりつつあります．私は，1人の患者の診療経験を通じて，CKDというコンセプトをあらためて勉強し直しました．そして，この知識が，その後の自分の診療に大きなインパクトをもたらしていることを感じています．最後に，自分がこれらの情報をどのように利用しているかについて述べたいと思います．

## 1　有用な診療ツールとして用いる

　最近では，診療に新しい情報やコンセプトが導入されると，これを使ってどのように患者の予後を改善できるかと，安易に考えられるような時代になってきました．「それで，最終的にどうすればいいの？」，「それで，結局何がよくなるの？」という考えかたです．このハウツー的考えかたは便利で，自分もよく行う情報利用法です．ただし，CKDのコンセプトは，そのようなものを期待する医師には，あまり有用な情報にならないでしょう．知ったからといって，患者の予後がそれほどよくなるわけではないからです．

　高齢者の診療で心房細動は重要ですが，それが中心になりすぎると道を誤ってしまう可能性があります．高齢者には，多疾病合併という，より重要な課題があるからです．そして，高齢者や超高齢者の予後改善に限界があることは誰もが知っています．CKDのコンセプトを知るだけで，この大きな限界が打破できるわけもありません．そもそもCKDは加齢に伴って進行するものなのです．

高齢者・超高齢者には，必然的に近い将来，さまざまなイベントが生じます．それを回避できれば一番よいのですが，すべてを回避できないとき，何が重要だろうかと考えてほしいと思います．イベントが必然的に生じるのであれば，イベントが突然降って湧いたように生じるのがよいか，ある程度心構えができていた方がよいか．さらに，その心構えは，医師の経験的な勘に基づいていてよいのか，あるいはクリニカルエビデンスやガイドラインだけで十分なのか．残念ながら，エビデンスやガイドラインは，今行う治療については教えてくれますが，近い将来起きそうなイベントについてはほとんど何も教えてくれません．

　このような今，CKD というコンセプトは，診療を別の視点から補完してくれる有用なツールだと思います．今後，何が生じそうか，確実ではないにしても，医師の経験的な勘以上のものを教えてくれます．それを，患者や患者家族にあらかじめ心構えをもってもらう契機とすることができます．心構えはもしかすると，日常生活での注意を喚起して，イベント発生の先延ばしに役立ってくれるかもしれません．あるいは，たとえイベントが生じたとしても，心の準備がその後の対応をより冷静に行う手助けとなってくれるかもしれません．CKD というコンセプトは，情報共有と心構えをもたらすためのツールであり，医療従事者・患者・患者家族が同じ目標に向かって歩むためのものだと考えています．

## 2 患者の将来予測に eGFR を用いる

　DOAC を使用できるようになった時代と，日本人における eGFR 推算式が広まった時代がたまたま重なってしまったことが不運だったかもしれません．心房細動領域では，DOAC の禁忌条件や，処方量の決定が，クレアチニン・クリアランス（CCr）に依存するため，臨床現場では GFR よりも CCr が重要視されるようになってしまいました．

しかし，eGFRとCCr（およびCockcroft-Gault式によるeCCr）は似て非なるものです．患者の将来推定にeCCrを用いることはできません．ほとんどすべての予後に関する情報はeGFRに基づいています．eCCrは1960年代に考案され，eGFRは2000年代に考案されたという歴史からも，いまさらeCCrで患者予後を推定するのはナンセンスだということがわかるはずです．

ひとたび心房細動患者を目の前にしたとき，eCCrは見ないで，eGFRだけに注目します．eGFRは，その人の「海」がどれほどきれいか，あるいは汚れているかを教えてくれます．汚染の程度により，将来生じそうなイベントや，その確率は変化します．eGFRを用いた疫学情報は，その詳細を明らかにしてくれていますが，eCCrは患者予後予測に関してはすでに過去の遺物であり，全世界的にもeGFRに関する情報が集積されています．

## 3 eGFRの絶対値だけでなく，低下速度に注目する

これまでeGFRこそが，つまり「自分の海」の汚染度が，将来を大きく決定づけると考えられてきました．確かにそのとおりです．しかし，ある1点で測定した汚染度だけでなく，どのようなスピードで「海」の汚染が進んでいるかという点も重要でしょう．汚染度の進行が速ければ，将来の汚染度は，現在の想定以上になるからです．

その意味で，心房細動患者の現在のeGFRだけでなく，つねに過去のeGFRと比較して，年間でどの程度eGFRが低下しているかという点にも注意する必要があります．年間eGFR低下速度が速い患者では，自分が想定する以上にさまざまなイベントが生じやすいことは確実です．なぜ，eGFR低下速度が速いのか，それを抑制することができないか…．これが本質的な問題ですが，このような患者に出会ったときは腎臓専門医に応援を頼んだ方がよいでしょう．これまで，単純に1点のeGFRだけを腎臓専門医への紹介基準にしていたことを反省しています．

eGFRとその年間低下速度は，2つで1つのセットなのです．両方活かしてこそ，初めてCKDというツールを使いこなせたことになります．ただ，これまでの経緯から，これを習慣づけるにはある程度の練習が必要かもしれません．

### ⚓ 4　投与薬物を決定するとき，初めてeCCrを用いる

診療のなかで，薬物および処方量を決定したいとき，初めてeCCrを用いることができます．eCCrが任されている役目は，いまやこの1つだけです．そして，もし患者の体表面積がカルテ上で容易に算出できているなら，eGFRを体表面積で補正すれば，わざわざeCCrを用いなくてもかまいません．しかし，現在のところ，eCCrの算出が，eGFRを体表面積で補正するより容易である施設が圧倒的に多いでしょう．逆にいえば，薬物の禁忌確認や処方量の決定にeGFRを直接用いてはいけません．繰り返しになりますが，eGFRは患者の将来を予想するためのツールです．

### ⚓ 5　eGFR≧60 mL/分/1.73 m$^2$では…

eGFR≧60 mL/分/1.73 m$^2$の心房細動患者では，差し迫った心血管イベントの発生率は低いことが多く，通常の心房細動治療をガイドラインどおりに行ってよいでしょう．予防すべきイベントの筆頭は，これまでの常識どおり脳卒中です．カテーテルアブレーションによる治療も，将来的なeGFR低下を予防してくれる可能性があり，積極的に考慮すべきでしょう．注意点は，年間eGFR低下速度，そして，それを速める尿蛋白です．年間eGFR低下速度の速い患者では，心血管イベントは予想以上に生じやすいことを念頭に置きながら，腎臓専門医の意見を聞くことが肝要です．CKDは進行する前に手を打つことが重要だからです．これまで，自分はこの重要な点に気づいていませんでした．

## 6  45≦eGFR＜60mL/分/1.73m² では…

高齢の心房細動患者では，eGFR がこの範囲に属する患者が増えてきます．ここからは，注意すべきポイントを示していきます．

・年間 eGFR 低下速度を重視するようにします．eGFR が低下すると，年間 eGFR 低下速度の速い患者が増加するためです．少なくとも年に 3 回以上 eGFR をチェックするようにします（欧州のステートメントでは，年間に 120 を eGFR 値で除した数字に近い回数の計測が推奨されています）．eGFR 低下速度が速いと判断すれば，腎臓専門医に一度紹介します．

・心疾患がある場合には，心不全発症に留意します．eGFR 低下は，心不全発症を増加させますが，とくに，これまで入院歴のなかった心疾患者に多くみられるためです．eGFR 測定時に体重の変動を聞くようにします．体重増加は，おそらく体液量の増加によるものです．

・DOAC 処方量に気を配ります．DOAC 処方量を切り替えるべきタイミングは，eGFR がこの範囲に属する患者に多く生じます．したがって，eCCr にも目配りする必要があります．eGFR 低下に伴う大出血の増加は，この DOAC 処方量の切り替え，もしくは DOAC の種類の切り替えで軽減することができるはずです．

## 7  30≦eGFR＜45mL/分/1.73m² では…

超高齢者の心房細動患者の多くはこの範囲に属してきます．

・eGFR 低下速度が，eGFR 値にも増して重要になります．eGFR の測定回数は年間 4 回以上，さらに，eGFR が 40mL/分/1.73m² を下回れば，それ以上は測定したいと思います．eGFR 低下速度の速い患者では，死亡，心不

全発症のリスクがきわめて高いはずです．

・腎臓専門医の意見が貴重です．透析導入という観点ではなく，今後なすべきことは何かを，医療従事者・患者・患者家族で共有できるからです．

・転倒，感染症など，非心血管イベントが生じる確率が高くなることを家族に伝えます．

・抗凝固療法に伴う大出血イベントは，脳卒中以上に発現しやすくなるため，DOAC はアピキサバン，もしくはエドキサバンに切り替えておきます．抗凝固薬を処方している限り，抗血小板薬は不要であることはもちろんのこと，薬物相互作用を考えて，可能な限りポリファーマシーを避け，処方薬の整理を行います．ただし，この際も血圧管理はきわめて重要であることは忘れないようにします．

・カテーテルアブレーションを行う一部の特別な患者の場合には，かなり根気が必要であることを患者・患者家族に伝えておきます．

## 8 eGFR＜30 mL/分/1.73 m$^2$ では…

まず知っておくべき最も重要なことは，eGFR がこの範囲になってしまうと，クリニカルエビデンスはまったくなく，疫学的な情報も限られているということです．近い将来，あまりにも多くのことが生じる可能性があり，イベントがイベントを呼ぶドミノ倒しも生じやすくなっています．これまでの DOAC を用いた大規模臨床試験が，いずれもこの範囲の患者を除外していたのは，薬物開発の視点からはきわめて賢明なプロトコールだったと言えるでしょう．重要なことは，このような低腎機能患者を多く診ている腎臓専門医の意見を聞くことはもちろん，心房細動に関しては未知の部分が多いことを，患者および患者家族にまず伝えることでしょう．

- この患者群における DOAC の処方根拠はきわめて希薄です．また，経過中に，ふとしたことで，DOAC の使用が禁忌とされる条件の患者となってしまう可能性があります．

- 非心血管イベント，心不全による入院が最も生じやすく，その後イベントがイベントを呼ぶドミノ倒しが生じやすいことを，情報共有しておく必要があります．

- このような低腎機能患者では，何が正しい治療なのか，まだわかっていません．患者個別に考慮し，治療方針を患者や家族と話し合う必要があります．

- 急速に eGFR が低下したときに，最も生じやすいイベントが死亡というイベントです．

　本当に，これほど何も判明していないのか…，ということに疑問をもつかもしれません．しかし，次の研究結果を見れば納得するはずです．

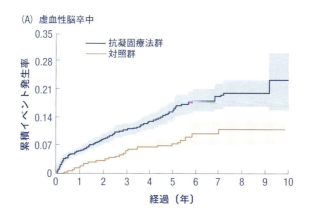

腎機能が低下した心房細動患者におけるイベント発生率と抗凝固療法の影響

(A) 虚血性脳卒中

### 腎機能が低下した心房細動患者におけるイベント発生率と抗凝固療法の影響（つづき）

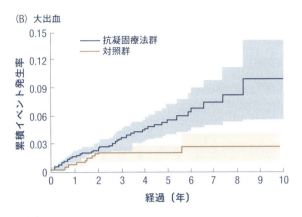

(B) 大出血

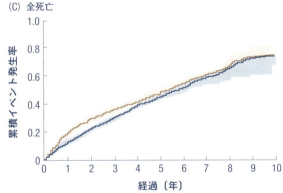

(C) 全死亡

英国の110医療機関（診療所）で登録された約273万人の患者を含むデータベースを使用してコホート研究が行われた．65歳以上でeGFRが50mL/分/1.73m² 未満であり，120日以内に抗凝固療法を受けていない心房細動患者6,977人を，抗凝固療法群と，抗凝固薬を使用しない対照群に分け，イベントの発生率を追跡調査した．

[Kumar S, et al.: BMJ, 360: k342, 2018 を一部改変]

　この研究は，英国のプライマリケア医の診療行動をモニターするコホート研究からのものです．2006～2016年に新規に心房細動と診断された65歳以上の患者で，かつeGFRが50mL/分/1.73m² 未満で透析を受けていない

6,977人が対象となっています.新規診断後に,抗凝固療法が2,424人に行われましたが(このうちワルファリン処方例が約70%),残りの4,553人は抗凝固薬の投与を受けませんでした.両群で,CHA$_2$DS$_2$-VAScスコア(平均4.2),eGFR値(平均38mL/分/1.73m$^2$)に違いはありませんでしたが,年齢,脳卒中の既往,消化管出血の既往,冠動脈疾患の保有率など,いくつかの患者背景因子が異なっていたため,傾向スコア(プロペンシティスコア)マッチングにより,各群2,424人からなるペアを作成して患者背景をそろえ,各群の患者予後を検討しました.そして,その結果が先ほど示した図です.

　抗凝固療法を受けた群で,大出血が多いばかりか,虚血性脳卒中も多く,全死亡率はほぼ同等(統計学的には,抗凝固療法群で有意に低い),そして,これらの複合エンドポイントでは,抗凝固薬非投与群で有意にイベント発症率が低かったというものです.

　もはや,この結果を,誰もうまく説明することができないでしょう.実際に,本研究はこのような患者層を対象にした無作為化比較試験(RCT)の必要性を説いています.それほど,このような腎機能の低下した患者に対する医学的情報が欠如していること,そしてそれを前提に,患者,家族と何を行うべきかを白紙から考えてよいことを教えてくれます.

　CKDというコンセプトが自分のなかでまだしっかりしていなかったころ,私の心房細動診療は,これらの患者をごちゃ混ぜにしながら,RCTの成績を可能な限り適用し,DOAC処方量を決定するためにeCCrを測定し,時にそれをeGFRと混同するという診療でした.心不全,非心血管イベント,死亡を予想する手立てはなく,生じてから,なかば驚いて対処するというありさまでした.今,少しばかりは,医療としてあるべき方向に向上したかもしれないと思っています.

　CKDというコンセプトを知っただけでは患者はよくなりません.しかし,

それを知らないまま，エビデンスやガイドラインだけで心房細動診療を継続することは，この高齢化社会ではかなり危うい…，私は今そのように感じています．

> **Note** CKDというコンセプトは，これからの心房細動診療の質向上に必須．

## 欧州における医師へのアンケート調査

　本書の趣旨は心房細動治療の各論に及ぶものではありません．しかし，実際のところはその各論が気になるかもしれません．CKD 患者の治療各論は，患者ごとに考えるようにすることが基本だと思います．そして，それは，eGFR が低下すれば低下するほど当てはまるでしょう．したがって，eGFR に応じて一律的な治療が適応できるように記載することができないのです．

　現実に行われている治療の各論については，欧州の循環器医師を対象としたアンケートの結果を示しておきます．

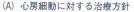

CKD 患者に対する治療方針（欧州におけるアンケート結果）

(A) 心房細動に対する治療方針

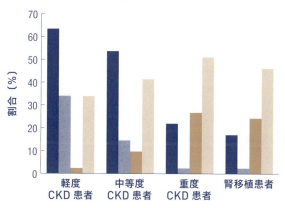

■ 非 CKD 患者と同じ治療方針
■ リズムコントロールが好ましい
■ レートコントロールが好ましい
■ 患者個別に検討する

(B) 脳卒中予防に対する治療方針

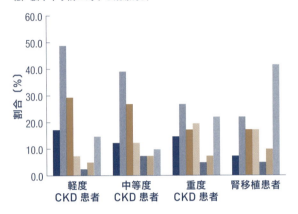

- 全員に経口抗凝固薬処方
- $CHA_2DS_2$-VASc スコア 1 以上の患者に経口抗凝固薬処方
- $CHA_2DS_2$-VASc スコア 2 以上の患者に経口抗凝固薬処方
- HAS-BLED スコア 3 以上の患者には治療を行わない
- HAS-BLED スコア 3 以上の患者にはアスピリンを処方
- HAS-BLED スコア 3 以上の患者には左心耳閉鎖
- 患者個別に検討する

[Potpara TS, et al.: Europace, 17: 1862-1867, 2015 を一部改変]

　この結果はCKDのコンセプトの浸透がまだまだという2015年に報告されたものですが，腎機能の低下に伴って，患者ごとに方針が異なる，治療選択が一律的でなくばらける，より安全な方向にシフトする傾向がすでに見られています。

## 脳梗塞リスクスコアによる脳梗塞発症率予測

多くの医師が，脳卒中予防のツールとして，脳梗塞のリスクスコアである $CHADS_2$ スコア，あるいは $CHA_2DS_2$-VASc スコアを用いていることでしょう．心房細動患者の脳卒中予防が重要であることを啓蒙する時代には，なくてはならない必須のコンセプトでした．しかし，脳卒中リスク因子に関する啓蒙が進んだ今，これらのスコアがどれほど重要なのか，やや疑問に感じていました．そして，最近では，このようなリスクスコアによる脳卒中の予想発生率がバイアスによる誤解を受けやすいことが報告されるようになっています．

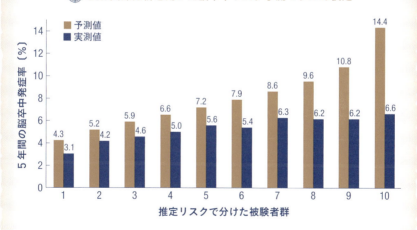

Cox 回帰分析を用いた脳卒中リスク予測モデルの検定

2007～2011 年にカナダのオンタリオ州の医療機関を退院した心房細動患者を調査した．それぞれの患者で，CKD，慢性閉塞性肺疾患，がん，認知症などの有無により，脳卒中入院の累積発生率を推定したうえで，全被験者を 5 年間の脳卒中入院リスク推定値に基づいて十分位数で 10 群に分割した．

[Abdel-Qadir H, et al.: Circ Cardiovasc Qual Outcomes, 11: e004580, 2018 を一部改変]

これまでの疫学研究では，死亡という競合リスクの影響を軽視してきたため（つまり，脳卒中を起こさないで死亡してしまう患者が多い場合に，誤った統計解析手法を用いることがあったため），実際以上に脳卒中が発生すると思わせてしまうバイアスが存在していたのです．統計解析の手法自体はより複雑になりますが，死亡という競合リスクを無視できない時代がやってきています．このことは，$CHA_2DS_2$-VASc スコアによる年間脳卒中予想発生率と実際の発生率が大きく異なること，とくに高リスク群で乖離が大きいことを見れば実感できるでしょう．

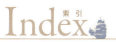

## 日本語索引

### あ

アスピリン ... 192
アセチルコリン（ACh）... 132
アピキサバン ... 35, 164, 173, 174, 186
アブレーション ... 126, 177, 184, 186
アポトーシス ... 78
アルブミン ... 70, 76, 87, 106, 142
　──尿 ... 86, 142

### い〜お

一過性脳虚血発作 ... 157
イヌリンクリアランス ... 29
飲水量 ... 113

栄養士 ... 110
エドキサバン ... 173, 174, 186
エビデンス ... 182, 186
エリスロポエチン ... 14
遠位尿細管 ... 16, 18
炎症 ... 77, 93
エンパグリフロジン ... 81

### か

海水 ... 10
ガイドライン ... 55, 109, 182
下行脚 ... 17
カテーテルアブレーション ... 126, 177, 184, 186
カルシウム拮抗薬 ... 111
カルベジロール ... 170
加齢 ... 20, 43, 47, 57, 65, 122
がん ... 152
感染症 ... 152, 186

肝臓 ... 167
肝代謝 ... 167
肝不全 ... 166
管理栄養士 ... 110

### き

希釈能 ... 16
喫煙 ... 58, 63, 70
急性腎障害（AKI）... 128, 166, 179
虚血性脳卒中 ... 152, 161, 164, 189
近位尿細管 ... 15, 18, 76
筋交感神経活動 ... 130

### く

クリアランス ... 28
クリニカルエビデンス ... 182, 186
クレアチニン ... 31, 97
　──，血清 ... 31, 54, 97, 101, 128
クレアチニンクリアランス
　（→ CCr もみよ）... 31, 118, 182
　──推算式 ... 32

### け

血圧 ... 70, 73, 80, 111, 131, 186
　──，収縮期 ... 73, 80
血管拡張反応 ... 72, 73
血管弛緩反応 ... 132
血管抵抗 ... 131
血清アルブミン ... 70
血清クレアチニン ... 31, 54, 97, 101, 128
血栓塞栓症 ... 139, 143, 147, 161
血中濃度（薬物濃度）... 169, 175
血尿 ... 55

195

血流量 ································ 133, 134
減塩 ······································ 110
原尿 ······································· 26

## こ

降圧治療 ······························ 58, 111
硬化系球体 ································ 21
交感神経 ································· 130
後期高齢者 ································ 88
抗凝固薬 ············· 128, 141, 186, 192
抗凝固療法 ··················· 3, 139, 152, 160, 186, 189
高血圧 ················· 47, 55, 58, 63, 69, 72, 82, 110, 166
抗血小板薬 ························ 141, 186
高齢者 ················· 3, 57, 88, 176, 181
骨髄 ······································· 14
コレステロール ······················ 58, 63

## さ

再吸収 ···························· 15, 17, 76
採血 ······································ 29
サイズバリア ····························· 75
採尿 ······································ 29
細胞外液 ···························· 10, 15
細胞外脱水 ······························· 15
細胞内脱水 ······························· 15
左心耳閉鎖 ···························· 192

## し

死因 ···································· 150
糸球体 ············· 15, 18, 21, 26, 74
　──基底膜 ····························· 75
　──, 硬化 ····························· 21
　──腎炎 ···························· 47, 83
　──足細胞（ポドサイト） ············ 75
　──内皮細胞 ·························· 75
　──, 非硬化 ·························· 21
　──濾過量
　　（→ GFR, eGFR もみよ） ···· 5, 33
シスタチン C ·························· 98
持続性心房細動 ······················ 134
シトクロム P450（CYP） ····· 167, 175
シベンゾリン ························· 170
死亡 ············· 43, 83, 106, 147, 156, 160, 161, 164, 187, 194
　──, 心血管 ············· 43, 83, 88
　──, 非がん ························· 88
　──, 非心血管 ······· 88, 138, 148, 152
　──率 ············· 48, 85, 88, 97, 99, 138, 146, 166, 189
習慣（生活習慣） ······················ 109
集合管 ································· 17
収縮期血圧 ···················· 73, 80
12 誘導心電図 ······················· 82
重力への適応 ························· 12
出血 ············· 3, 141, 143, 147, 152, 157, 160, 161, 185, 189
　──, 消化管 ···················· 144, 160
　──, 頭蓋内 ·························· 160
　──部位 ······························· 144
消化管出血 ···················· 144, 160
上行脚 ································· 17
小出血 ··································· 3
消耗性疾患 ······················ 97, 101
処方量 ································ 184
腎移植 ···················· 48, 51, 128
　──移行率 ··························· 48
腎管 ··························· 13, 15
腎機能 ············· 26, 38, 113, 136, 169
　──障害 ····························· 160
　──低下 ········· 124, 128, 160, 171
心筋梗塞 ························· 90, 103
心血管イベント ········ 68, 81, 83, 89, 97, 103, 116, 136, 155, 184
心血管疾患（CVD） ············· 42, 60

心血管死亡·················· 43, 83, 88
　――率······························ 83
腎血流量····················· 20, 133
腎硬化症······················ 24, 47
人工呼吸管理······················ 166
人種·························· 25, 60
腎臓················ 13〜15, 20, 75, 167
腎臓専門医··········· 2, 110, 183〜186
　――への紹介率····················· 54
心タンポナーデ···················· 180
心電図···························· 82
浸透圧··························· 15
腎嚢胞··························· 23
腎排泄··························· 167
　――性薬物······················ 38
心拍出量························ 129
心不全······· 90, 95, 103, 145〜147,
　　　　　　　157, 166, 185, 187
　――入院······················ 180
　――発症率···················· 146
腎不全·························· 128
心房細動······················ 3, 116
　――再発率···················· 178
　――, 持続性·················· 134
　――発症率···················· 117
　――, 発作性·················· 134
　――罹患率····················· 36

## す〜そ

推算クレアチニンクリアランス
　(→ eCCr もみよ)············ 32, 33
推算糸球体濾過量
　(→ eGFR もみよ)············· 5, 33
頭蓋内出血······················ 160

生活習慣························ 109
生命予後························· 99
全身性疾患に伴う二次性腎疾患······ 49
全身性塞栓症··········· 152, 156, 164

造影剤·························· 179
造血···························· 14
塞栓症
　――, 血栓······· 139, 143, 147, 161
　――, 全身性········· 152, 156, 164

## た

代謝··························· 167
大出血·········· 141, 147, 152, 156,
　　　　　　　160, 161, 163, 185, 189
体表面積····················· 27, 38
脱水···························· 15
　――への適応···················· 12
ダビガトラン················ 172, 174
淡水···························· 16
蛋白尿········· 42, 55, 60, 63, 70, 74,
　　　　　　　80, 82, 85, 90, 110

## ち〜と

チャージバリア··················· 75
中毒··························· 171
腸管··························· 167
直接作用型経口抗凝固薬
　(DOAC)············ 3, 123, 128, 143,
　　　　　　　163, 172, 186, 187
　――処方量···················· 185
転倒······················ 152, 186
透析············ 48, 51, 83, 124, 128,
　　　　　　　152, 166, 179, 186
　――移行率····················· 48
　――患者数··················· 40, 46
糖尿病············· 58, 63, 70, 81
　――性腎症··················· 47, 83
動脈硬化························ 110

## な行

- 二次性腎疾患 ················· 49
- 尿希釈能 ···················· 16
- 尿細管 ············ 15, 16, 18, 22
  - ——，遠位 ············ 16, 18
  - ——，近位 ········· 15, 18, 76
  - ——細胞 ················ 76, 81
  - ——障害 ···················· 78
- 尿蛋白 ············· 105, 142, 184
- 尿中アルブミン ······ 87, 106, 142
- 尿濃縮能 ···················· 17
- 認知症 ······················ 152

- ネフロン ········ 15, 18, 20, 25, 122
- 年齢 ························ 73

- 脳血流量 ···················· 134
- 脳梗塞 ············· 3, 140, 154, 180
  - ——リスク因子 ············ 139
- 濃縮能 ······················ 17
- 脳卒中 ········ 90, 103, 139, 152, 156, 161, 164, 184, 189
  - ——予防 ············ 192, 193
- 囊胞腎 ······················ 49

## は

- 肺炎 ························ 148
- 敗血症 ······················ 166
- 排泄 ················ 13, 15, 167

## ひ

- 非がん死亡 ·················· 88
- 非硬化糸球体 ················ 21
- 非心血管イベント ······ 148, 152, 186, 187
- 非心血管死亡 ······ 88, 138, 148, 152
  - ——率 ···················· 83

- 肥満 ························ 58

## ふ〜ほ

- 不規則性 ···················· 129
- フレイル ············ 13, 97, 110
- プロカインアミド ············ 170
- プロプラノロール ············ 170
- ヘモグロビン ················ 70
- ベラパミル ·················· 170
- ヘンレ係蹄（ヘンレループ）··· 17, 18
- 発作性心房細動 ·············· 134
- ポドサイト（糸球体足細胞）··· 75
- ボーマン嚢 ············ 18, 26, 75
- ポリファーマシー ······ 176, 186

## ま行

- 末期腎不全 ······ 48, 83, 106, 124
  - ——罹患率 ················ 51
- 慢性糸球体腎炎 ·········· 47, 83
- 慢性腎臓病（CKD）··· 2, 13, 40, 83, 97, 116, 121, 157, 166, 176, 181
  - ——重症度 ······ 44, 109, 119
  - ——進行予防 ·············· 109
  - ——発症リスク因子 ········ 57
  - ——罹患率 ············ 51, 55
- 慢性閉塞性肺疾患（COPD）··· 13
- ミネラル欠乏 ················ 14

## や行

- 薬物代謝 ···················· 167
- 輸出細動脈 ·············· 18, 23
- 輸入細動脈 ·········· 18, 23, 75

予後 …………………………………… 99

## ら〜わ

リズムコントロール …………………… 191
リバーロキサバン …………… 172, 174

レートコントロール …………………… 191

濾過 ………………… 15, 21, 26, 75, 79

ワルファリン ………… 3, 35, 128, 143, 152, 170, 189

# 外国語索引

## A〜D

ACh（acetylcholine）……………… 132
AKI（acute kidney injury）……………… 128, 166, 179
ARIC 研究 ……………………… 91, 97
ARISTOTLE 試験 ……… 35, 143, 164

BMI（body mass index）……… 63, 70

Ca 拮抗薬 …………………………… 111
CCr（creatinine clearance）……… 31, 118, 138, 182
　――，推算 …… 32, 33, 39, 184, 185
　――推算式 ……………………… 32
CHADS$_2$ スコア ……………… 139, 193
CHA$_2$DS$_2$-VASc スコア ………………… 189, 192, 193
CKD（chronic kidney disease）…………… 2, 13, 40, 83, 97, 116, 121, 157, 166, 178, 181
　――-JAC Study ………………… 93
　――重症度 ………… 44, 109, 119
　――進行予防 ………………… 109
　――発症リスク因子 …………… 57
　――罹患率 ……………… 51, 55
Cockcroft-Gault 式 ………………… 32

COPD（chronic obstructive pulmonary disease）…………… 13
CVD（cardiovascular disease）……………………… 42, 60
CYP（シトクロム P450）…… 167, 175

DOAC（direct oral anticoagulant）………… 3, 123, 128, 143, 163, 172, 186, 187
　――処方量 ……………………… 185

## E〜G

eCCr（estimated creatinine clearance）……………… 32, 33, 39, 184, 185
eGFR（estimated glomerular filtration rate）……… 5, 33, 38, 42, 53, 54, 59, 63, 65, 70, 73, 81, 84〜86, 90, 96, 107, 128, 138, 148, 177, 184　187
　――算出法（GFR 推算式）…………… 33, 45, 182
　――低下促進因子 ……………… 70
　――低下速度 …… 65, 74, 99, 107, 122, 161, 183〜185
EMPA-REG 試験 ………………… 81

ENGAGE AF-TIMI 48 試験 ……… 143
EORP-AF 研究 …………………… 136
ESRD（end-stage renal
　disease）…………48, 83, 106, 124
　——罹患率 ……………………… 51

Framingham Offspring Study …… 57
Fushimi AF Registry ………… 118, 136

GARFIRLD-AF 研究 ……………… 156
GFR（glomerular filtration
　rate）……………………… 26, 29, 79
　——推算式 ………………… 33, 45, 182
　——代替指標 …………………… 31

## H〜N

HAS-BLED スコア ………………… 192
HDL コレステロール …………… 58, 63

J-RHYTHM Registry ………… 118, 136
J-ROCKET AF 試験 ……………… 143

## O〜Z

ORBIT-AF 研究 …………………… 157
ORBIT-AF II 研究 ………………… 158

PREVEND 研究 …………………… 90

QTc 間隔 …………………………… 82

RAS 阻害薬 ………………………… 111
RE-LY 試験 …………………… 123, 143
ROCKET AF 試験 ………………… 143

SGLT2 阻害薬 ……………………… 81
ST-T 変化 ………………………… 82

## 著者略歴

### 山下武志 (やましたたけし)

公益財団法人心臓血管研究所 所長，医学博士．
1986 年 東京大学医学部卒業後，内科研修を経て，1989 年 東京大学医学部附属病院第二内科，1994 年 大阪大学医学部第二薬理学講座，1998 年 東京大学医学部附属病院循環器内科助手，2000 年 財団法人心臓血管研究所，2011 年 財団法人心臓血管研究所付属病院長を経て，2014 年より現職．日本心電学会木村栄一賞，日本循環器学会 YIA 賞，世界心電学会 YIA 賞など受賞．

---

### 循環器内科医の CKD 冒険記

2019 年 4 月 5 日　1 版 1 刷　　　　　　　　　　©2019

著　者
　山下武志 (やましたたけし)

発行者
　株式会社　南山堂　代表者　鈴木幹太
　〒113-0034　東京都文京区湯島 4-1-11
　TEL 代表 03-5689-7850　　www.nanzando.com

ISBN 978-4-525-24921-2　　定価（本体 3,000 円＋税）

JCOPY ＜出版者著作権管理機構 委託出版物＞
複製を行う場合はそのつど事前に（一社）出版者著作権管理機構（電話 03-5244-5088，FAX 03-5244-5089, e-mail: info@jcopy.or.jp）の許諾を得るようお願いいたします．

本書の内容を無断で複製することは，著作権法上での例外を除き禁じられています．また，代行業者等の第三者に依頼してスキャニング，デジタルデータ化を行うことは認められておりません．

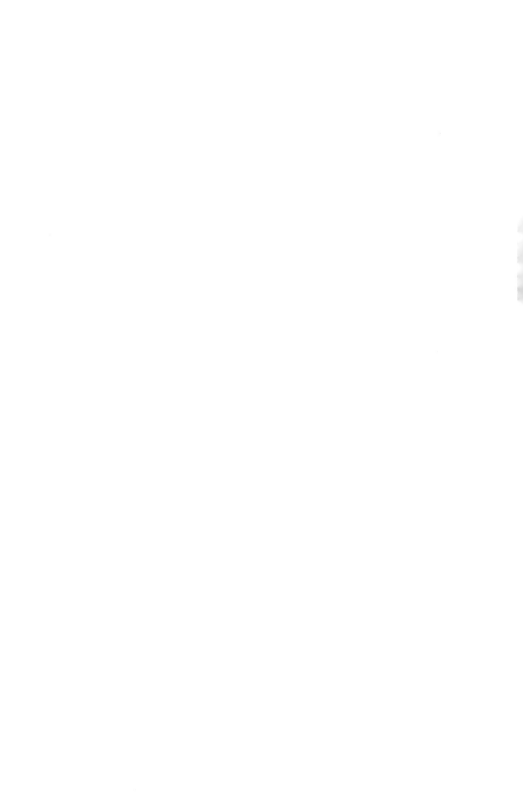